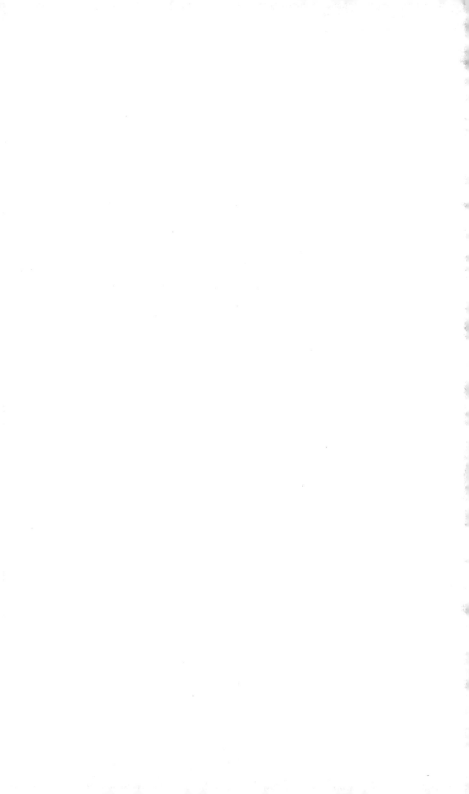

DESCODIFICACIÓN BIOLÓGICA DE LOS PROBLEMAS RESPIRATORIOS Y ORL

DESCODIFICACIÓN BIOLÓGICA DE LOS PROBLEMAS RESPIRATORIOS Y ORL

Síntomas, significados y sentimientos

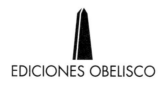

EDICIONES OBELISCO

Si este libro le ha interesado y desea que le mantengamos informado
de nuestras publicaciones, escríbanos indicándonos qué temas son de su interés
(Astrología, Autoayuda, Ciencias Ocultas, Artes Marciales, Naturismo,
Espiritualidad, Tradición...) y gustosamente le complaceremos.

Puede consultar nuestro catálogo en www.edicionesobelisco.com

Colección Salud y Vida Natural
DESCODIFICACIÓN BIOLÓGICA DE LOS PROBLEMAS RESPIRATORIOS Y ORL

Christian Flèche

1.ª edición: abril de 2017

Título original: *Décodage biologique du système respiratoire et ORL*

Traducción: *Paca Tomás*
Corrección: *Sara Moreno*
Diseño de cubierta: *Enrique Iborra*

© 2012, Le Souffle d'Or
(Reservados todos los derechos)
Derechos de traducción al castellano a través de Abiali Afidi Agency
© 2017, Ediciones Obelisco, S. L.
(Reservados los derechos para la presente edición)

Edita: Ediciones Obelisco, S. L.
Collita, 23-25 Pol. Ind. Molí de la Bastida
08191 Rubí - Barcelona
Tel. 93 309 85 25 - Fax 93 309 85 23
E-mail: info@edicionesobelisco.com

ISBN: 978-84-9111-203-7
Depósito Legal: B-2.091-2017

Printed in Spain

Impreso en España en los talleres gráficos de Romanyà/Valls, S. A.
Verdaguer, 1 - 08786 Capellades (Barcelona)

Dedico este libro
a todos mis pacientes
pasados,
presentes
y futuros
que fueron,
son
y serán,
sin saberlo,
mis Maestros.

Me habéis enseñado mi oficio
y me habéis dado tantas lecciones
de humanidad,
sobre la Vida
y sobre mí mismo
que os debo cada línea de este libro.

Gracias.

«La Sabiduría es luminosa y nunca pierde su brillo,
se deja contemplar fácilmente por los que la aman
y encontrar por los que la buscan.
Se anticipa a los que la desean, dándose a conocer la primera,
el que madruga para buscarla no se cansará:
la encontrará sentada a su puerta.
Apasionarse por la Sabiduría es la perfección del discernimiento.
Y el que se desvela por su causa
pronto quedará libre de preocupaciones,
porque, por su parte, la Sabiduría busca por todas partes a los
    que son dignos de ella;
se les aparece con benevolencia en los caminos y les sale al encuen-
    tro en todos sus pensamientos.
El comienzo de la Sabiduría es el verdadero deseo de ser instruido
    por ella.
Querer ser instruido es amarla;
amarla es cumplir sus leyes;
acatar sus leyes, es garantía de incorruptibilidad;
y la incorruptibilidad nos acerca a Dios.
Así, el deseo de la Sabiduría conduce a la Realeza divina».

Libro de la Sabiduría, Antiguo Testamento

INTRODUCCIÓN

Descodificación biológica
de los problemas respiratorios y ORL

Síntomas, el sentido y las vivencias

De siempre como de nunca…

Este libro, que tienes entre las manos, es a la vez *antiguo y nuevo*. ¡Como nuestro cuerpo! Resultante de miles de años de adaptación al medio ambiente, el cuerpo es el testigo de nuestra supervivencia en condiciones de estrés extremadamente variadas: frío, calor, guerra, hambruna, cambios de toda índole… Nuestra presencia viva es, hoy en día, el signo indiscutible del éxito de la última versión biológica, hasta la fecha, que es el cuerpo, este cuerpo inseparable del espíritu. Aquí está el tema de esta serie de obras: «**Descodificación biológica de los problemas de…**» o «*cuando la adaptación se traduce por un síntoma*». Esta colección es, a la vez, una reedición de la estructura y del espíritu del libro precedente, editado en 2001, *Descodificación biológica de las enfermedades – Manual práctico* y una obra totalmente nueva porque todo, de arriba abajo, ha sido revisado y completado. Ante el éxito de esta obra, me ha parecido indispensable ofrecer un manual más funcional, más completo, enriquecido con nuevos ejemplos y nuevas descodificaciones. Te aseguro que lo que se escribió sigue siendo válido, los ojos siempre sirven para ver; los pulmones para respirar, el eczema está todavía unido a un conflicto de separación. No obstante, después del año de su aparición, mis colegas y yo mismo hemos seguido *¡a la escucha biológica!* Y a cosechar nuevos conocimientos de los vínculos *enfermedad – vivencia biológica conflictiva,* es decir, nuevas descodificaciones biológicas de las enfermedades. Todas esas experiencias han constituido un florilegio, un ramo de flores y unas espigas cargadas de semillas. Las encontrarás en las páginas de esta colección. Una colección dividida por aparatos al igual que nuestro cuerpo, que es un ensamblaje de aparatos: los aparatos digestivo, respiratorio, renal, cardíaco… Todos estos aparatos son solidarios para mantenernos en vida y, con ese objetivo, garantizan una función específica, única: digerir, respirar, eliminar… Así pues, cada obra presentará lo que fue un capítulo del libro precedente. Y la nueva edición del libro completo *Descodificación biológica de las enfermedades – Manual práctico* sigue existiendo.

Fuentes

En cuanto a las **fuentes** de estas descodificaciones biológicas de las enfermedades, encontrarás de vez en cuando en el texto, seguido de un enunciado del conflicto, el nombre de la persona a través de la cual me ha llegado esta descodificación. Por supuesto, esto no le pertenece de ninguna manera, no es el autor, sino el descubridor. Y, hecho curioso, pero no tan sorprendente como parece, a veces, la misma descodificación me ha llegado simultáneamente por dos personas que no se conocían pero que, sencillamente, tenían **la misma escucha biológica**. De esta forma, la descodificación de las meninges me ha parecido evidente escuchando a una paciente que tenía miedo por su cerebro y quería protegerlo (una de las funciones de estas envolturas que son las meninges es la protección del cerebro). Sorpresa, cuando oí a un médico marsellés proponer la misma descodificación en una conferencia algunos días más tarde. Muy a menudo, observo esta sincronicidad de descodificación con un amigo, Salomon Sellam, cuando compartimos nuestros descubrimientos.

Por estas razones, he escogido no indicar el autor de manera sistemática tras cada descodificación. Según mi punto de vista, el paciente, aquejado de parálisis, de asma o de hemorroides, y el terapeuta, teniendo que descodificarlo, sólo tendrán que indicar que se trata del señor Tal o la señora Cual quien ha sido el primero en poner esto en palabras. Lo único que importa es *entender, conocerse, cambiar*. Así, el texto no será recargado y los egos de los descubridores tampoco. Y a veces, de verdad, simplemente he olvidado cómo me ha llegado la información. ¿Fue durante la consulta, que me vino de repente una iluminación? ¿Fue la lectura de la obra de Robert Guinée? ¿De los seminarios ofrecidos por el doctor H. S. Marto, de una conversación con Jean-Jacques Lagardet, Philippe Lévy o Salomon Sellam?

Lo esencial, en el fondo, es que deseo compartir contigo todas nuestras experiencias; porque sé, por vuestros testimonios, el provecho que habéis sacado y el que podréis sacar.

Estas frases conflictivas serán las señales indicativas en tu camino. El objetivo de la búsqueda no es la señal, esta última indica una emoción, pero no solamente una. Por lo tanto, no te pares nunca en una señal, nunca antes de haber revivido o hecho revivir esas emociones, esas vivencias a fondo, es decir, hasta sus transformaciones. Ve hasta el final del camino. Por eso, es preferible ser dos. *«Una desgracia compartida es la mitad de la pena»,* dice un proverbio sueco. El *shock* es un drama vivido solo. La solución es volver a vivir ese drama, pero a dos. *«Os presto mis orejas con el fin de que podáis oír mejor»* como muy bien dijo y puso en práctica Françoise Dolto.

Especificidades de la bio-descodificación

Por otro lado, si bien otras obras, muy interesantes, proponen vínculos psicológicos con las enfermedades, insisto en repetir **las especificidades de la bio-descodificación.**

No se trata de conflictos psicológicos, sino de **conflictos biológicos.** *¿Pero qué es lo que realmente quiere decir esto?* En efecto, muchos de los investigadores de hoy en día entienden que la enfermedad tiene un sentido preciso: psicológico, simbólico, metafísico... Hipótesis siempre apasionantes porque el enfermo se descubre a sí mismo. Hasta Hipócrates, él mismo, afirmaba: *«El cuerpo crea una enfermedad para curarse».* ¿Pero curarse de qué?

— ¡De algo, forzosamente, **peor que la enfermedad!** Si no, esto sería de una perversidad cruel, ilógica.

— ¡De algo de lo que aún **no tenemos conciencia,** por supuesto, si no, todo el mundo estaría de acuerdo sobre el origen de las enfermedades!

— De algo de lo que la enfermedad sería **como la solución,** la salida de emergencia. Es esto mismo lo que propone la bio-descodificación: ¡la enfermedad es útil y, a veces, vital! Es lo que llamo **«el sentido biológico»** de las enfermedades. ¿De qué se trata?...

El sentido biológico

¿Tienes una conciencia clara de tu respiración? ¿Del volumen de aire que estás utilizando en este momento? ¿De la cantidad que pides a los pulmones en cada respiración? ¿Sabes qué porcentaje de tu capacidad respiratoria utilizas la mayor parte del tiempo? - ¿80 por 100? - No. - ¿50 por 100? - Tampoco. Alrededor del 9 por 100 (½ litro de los 6 litros de capacidad pulmonar).

¿Y el porcentaje de tus capacidades musculares? ¿Utilizas a fondo, *en cada momento,* todos tus músculos? No, claro. ¿Y tu capacidad cardíaca, digestiva, intelectual? Un porcentaje pequeño. Siempre. ¿Qué decir de vuestros espermatozoides, señores, de vuestros óvulos, señoras? En una vida, ¿cuántos han sido útiles? Contad vuestros hijos y tendréis la respuesta. Entonces, ¿por qué esta capacidad de más de los pulmones, ese añadido de músculos, ese derroche de espermatozoides, de estómago, de corazón? ¡Podrías vivir una vida normal con un solo riñón, un solo pulmón y el 60 por 100 de tus arterias coronarias tapadas! Sorprendente, ¿no?

Obviamente, ese suplemento de órganos, aparentemente inútil, tiene un sentido: son las situaciones de urgencia, de excepción. Subes las escaleras corriendo, te persigue un perro furioso, has perdido el autobús y corres por la calle… En estas ocasiones, utilizarás el 100 por 100 de tus pulmones, tus arterias, tus músculos… O sea, el cuerpo mantiene la inmensa mayoría de sus células sólo *«¡por si acaso!»*.

Pero si la situación se vuelve todavía más excepcional, entonces la reserva de pulmones, de corazón, de cerebro, de intestinos, etc., no será suficiente. Inmediatamente, el cuerpo **fabrica** lo necesario en mayor cantidad: frente al sol, broncea; la noche de fin de año, fabricará más cantidad de jugos gástricos; si vamos a un lugar de mayor altitud, el cuerpo fabricará más glóbulos rojos; y el cuerpo, siempre él, creará más cantidad de hueso después de una fractura, en previsión de nuevas agresiones sobre este hueso, como el trabajador manual tiene más callos en las manos que un intelectual.

En resumen, el cuerpo tiene tres funciones biológicas:
— **La función de base:** mis pulmones ventilan 16 veces ½ litro de aire por minuto, mi corazón se contrae 74 veces por minuto, mi estómago segrega por día 1 litro de ácido clorhídrico, etc.
— **La función de reserva:** los pulmones pueden ventilar 22 veces 2 litros de aire por minuto, mi corazón puede contraerse 180 veces por minuto, mi estómago segregar 1,5 litros de ácido clorhídrico por día, etc.
— **La función de excepción:** ante una situación poco frecuente, de urgencia, una reacción poco frecuente, de urgencia. Mis pulmones fabrican más células de pulmón (un tumor) para absorber más aire; mi ritmo cardíaco tiene un ritmo desenfrenado (taquicardia, fibrilación, extrasístole); mi estómago, esta vez, en lugar de pedir a sus células que segreguen más ácido clorhídrico creará nuevas células (un pólipo) que producirán más ácido; el cuerpo crea una cantidad impresionante de glóbulos rojos nuevos, es la poliglobulia, etc.

El funcionamiento de excepción es, o bien por exceso, como acabamos de describirlo, o bien por defecto: menos glóbulos rojos, menos ácido clorhídrico, menos desarrollo pulmonar, de estómago, de riñones, de hueso… si esto es necesario para adaptarse o para sobrevivir (úlceras, necrosis…). Por ejemplo, en Escandinavia, mi piel necesita menos bronceado para que el cuerpo capte la luz solar (como en la enfermedad de vitíligo); esto será al revés en África. En el espacio, mis huesos se descalcifican, pierden su sustancia, me son menos necesarios debido a la ingravidez. En una situación de miedo, algunos bloquean sus pulmones, dejan de respirar, contienen su respiración.

En resumen, tenemos cinco comportamientos biológicos en función de la necesidad, del acontecimiento exterior:
+++ : fabrico más alvéolos, más estómago…
+: respiro profundamente, las células de mi estómago se multiplican…

Estado habitual, de base: respiro inconscientemente, la mucosa de mi estómago produce poco ácido…
- : bloqueo mi respiración, bloqueo mi digestión…
- - - : destruyo el parénquima respiratorio, provoco una úlcera de estómago…

La emoción es biológica

De esta manera, estaríamos enfermos de algo peor que la enfermedad, ¡de alguna cuestión inconsciente y que tiene un sentido biológico! Pero, ¿quién es ese monstruo hambriento de cuerpo?

Surge en un **instante de inconsciencia,** de divorcio consigo mismo, aparece de súbito a nuestras espaldas. Efectivamente, ¡no tardamos ni un año en ponernos enfermos o en caernos de una escalera o, incluso, en quedarnos encinta! Este cambio se produce en una fracción de segundo. Esto sucede en un lugar y en un tiempo preciso que se tratará siempre de reencontrar. ¿Por qué? Porque ésta es la única manera de retornar a nuestra consciencia lo que se ha personificado en el síntoma. Si no revivimos ese instante, ese «**bio-shock**», nunca podremos volver a contactar con el sentido biológico de la enfermedad. Se trata, en nuestra experimentación, de una vivencia que hemos sentido una primera vez inconscientemente, sin saberlo.

El bio-shock es un momento de encuentro entre el mundo exterior y nuestro mundo interior. Y este encuentro produce ya sea una satisfacción, ya sea una insatisfacción. Estas dos reacciones son perceptibles gracias a las emociones. **Sin emociones, no seríamos conscientes de ser nosotros mismos.** La emoción es la huella consciente de una actividad interna, es el indicio de una función biológica satisfecha o no. Hemos comido, nos sentimos saciados, llenos. Si no es el caso, nos sentimos frustrados, enfurecidos, con carencias. Hemos dormido bien, nos sentidos relajados, frescos. Todo a nuestro alrededor garantiza nuestra seguridad, nos sentimos apacibles y nuestro comportamiento se perpetúa; nos relajamos. Pero si el entorno es hostil, entonces el miedo surge de lo más profundo de nosotros con el fin de ponernos al acecho para que después esto nos permita reencontrar la seguridad.

La emoción aparece siempre en un instante, de manera involuntaria, incontrolada y adaptada a la perfección a una situación exterior. Está instalada en nuestro cuerpo de manera precisa (calor en el vientre, tensión en la garganta, hombros pesados, piernas cansadas, hormigueo en las manos, etc.).

Entonces, ¿la emoción es nuestra amiga?… Para responder, déjame preguntarte: ¿cuál es la energía más poderosa?

A mi juicio, es la emoción. La emoción es nuestro carburante, la esencia misma de nuestra vida, nuestro combustible de base. Sólo la emoción nos permite avanzar, nos da ganas de levantarnos por la mañana, de actuar, nos permite cuestionar y seleccionar para ir en la dirección que nos conviene. La emoción provoca encuentros o aislamiento, está en el origen de todas nuestras decisiones, nacida antes que el pensamiento, pues ella es su madre, nacida antes que el gesto, pues ella es su padre. Pero ¿quién fue el creador de la emoción? ¿La emoción-madre y padre? ¿La emoción-fuente, la emoción-raíz?

¿Dime, qué sería tu vida sin emociones? Es la emoción del placer la que nos empuja a escoger un plato en un restaurante. ¡Obsérvate! Sin emociones, ¿por qué ir a tal velada, con tal colega? La idea de una lectura o de un encuentro crea –anticipadamente– en tus entrañas alegría o repulsión. ¿En función de qué comprarás o no el libro, irás hacia el otro o no? A veces, no ir a una reunión crea malestar, culpabilidad. Para evitarlo, por ejemplo, aceptas ir a la reunión porque la emoción de aburrimiento será menor que la de culpabilidad.

O sea, hay dos motores:

— ir hacia (o mantener) una emoción positiva;
— alejarse de (o eliminar) una emoción negativa.

Sí, ¿qué harías sin el motor emocional? Que seas consciente o no, no cambia nada. Dime: ¿qué acto de tu vida, o qué actitud, se ha engendrado fuera de la emoción? ¿Verdaderamente, podemos actuar a sangre fría?

Es sencillo prestar a nuestros *primos,* los animales, el mismo movimiento interno, una vida emocional. Deseo de alimentarse, de encontrar morada y, cuando la impregnación hormonal está satisfecha, ¿qué decir de ese impulso que empuja a los machos a vigilar el rebaño de las hembras o a desearlo ardientemente o, también, a pelearse? Una vez más, ese miedo, cuando surge el depredador. Algunos, más audaces, llegarán incluso a prestar una forma de emoción al reino vegetal. Basta con ponerse de acuerdo sobre lo que expresa el término «emoción».

Las emociones traducen a nivel consciente lo que se vive a nivel biológico celular, porque la función de la emoción es transmitir al consciente una función biológica satisfecha *(colmado, saciado, aliviado…)*, o insatisfecha *(agredido, frustrado, hambriento…)*. En este sentido, pienso que **«la emoción es la gasolina que hace funcionar el motor»**. ¡Mira a tu alrededor! ¡Mira en ti mismo! Sin emoción, no hay vida. Sin vida, no hay emoción. Es, a la vez, el bien más preciado y el más descuidado, renegado, rechazado, minimizado, satanizado. Sinónimo de debilidad, está reservado a los profesionales de la emoción, a los artistas de todos los pelajes, a los románticos, a los trovadores, a los cineastas, a los músicos… Porque, para los adultos serios, no es razonable emocionarse en sociedad; en caso de hacerlo, entonces, se hace por poderes. Vamos a un espectáculo y, allí, vemos sollozar al artista, asistimos al drama, a su cólera, le dejamos expresar lo que nos atormenta en las entrañas, le confiamos lo que ya no sabemos decir, decirnos.

Es penoso, una desgracia y una lástima. Un verdadero desastre. Tengo el corazón que se me parte en dos y la baba que, de rabia, me sube a los labios y, en el alma, una melancolía se espesa como una bruma de otoño en el puerto de Londres.

Porque es lo que nos hace vivir, lo que nos mata por defecto. Sí, decir que lo que nos da placer es lo que, por defecto, nos hace sufrir.

Si la espiritualidad, la cocina o el deporte te hacen vibrar y, en sí mismos, dan sentido a tu vida, el día que te los quiten, de lo más profundo de ti llegará la emocional pregunta: ¿por qué seguir viviendo? Si lo que está en el origen de todos tus placeres (como, por ejemplo, el sexo, la cultura, la vida en familia) falta, ¿cuánto sufrirás por haber tenido ese vínculo como fuente de placer?

El inconsciente es biológico

«El individuo, en su medio, es a la vez cuerpo y espíritu. El éxito de la adaptación a este entorno depende de la sinergia armoniosa entre estos dos aspectos de una entidad existencial única. No se puede alcanzar el uno sin el otro, sino por la ilusión de una mirada que privilegia a uno a costa del otro».

Robert Dantzer en *La ilusión psicosomática*

Entonces, ¿responderá la bio-descodificación a la profecía de Sigmund Freud: *«Vuestra generación será aquella que verá hacerse la síntesis entre la psicología y la biología»*? ¿Su amigo C. G. Jung no afirmaba que: *«La enfermedad contiene el oro que no encontrarás en ninguna otra parte»*? Porque las enfermedades, los síntomas, contienen en sí mismos todas las emociones que no te dijiste. ¿Por qué? *Pues bien:*

— **Nuestro cuerpo es el conjunto de nuestros órganos que garantizan su actividad de forma inconsciente:** digerir, latir, coordinar, filtrar, almacenar, segregar…

— **Una sensación negativa, luego una emoción, sobrevienen cuando una función biológica ya no está satisfecha:** alimentarse, dormir, sentirse seguro, reproducirse, moverse… Entonces nos sentimos hambrientos, frustrados, furiosos, irritados, en peligro…
— **El inconsciente es biológico, está en el cuerpo, en cada una de nuestras células. La vida es biológica por naturaleza, por esencia, y psicológica por accidente,** es decir, en el momento de un conflicto, de un imprevisto.

¿Y qué es un imprevisto, un accidente, un «bio-shock»? El bio-shock se produce cuando un acontecimiento exterior nos encuentra desprovistos, cuando ya no podemos adaptarnos *a lo que pasa,* no tenemos nada en la recámara, en la memoria, en nosotros, en nuestros aprendizajes, que nos permita salir de la situación: ninguna solución *consciente.* Entonces, sólo nos quedan, como salida, las soluciones *inconscientes,* aquellas que se sitúan en nuestro cuerpo.

Pero ¿dónde están esas soluciones inconscientes? ¡En nuestras células!, memorias de la evolución, ¡mutaciones exitosas para sobrevivir aún más!

Sí, siempre es cuando se produce este imprevisto, que es el bio-shock, cuando aparece la **vivencia.** Es el Oro de la terapia: **dejad llegar a la consciencia la «vivencia biológica conflictiva»,** piedra de Rosetta y piedra de fundación de la bio-descodificación. En efecto, el sentido de este libro se sitúa en el enunciado de cada vivencia para cada enfermedad, porque cada síntoma físico es una encarnación, una puesta a punto en nuestra carne de un instante preciso, instante conflictivo, es decir, vivido con emoción. ¿Y dónde se encuentran nuestras emociones, cuál es el escenario de expresión? ¡El cuerpo, por supuesto! Siempre él.

Presentación de los capítulos

En resumen, el bio-shock nace en un instante preciso y se vive en un lugar preciso. Aparece cuando un acontecimiento es vivido como:

— conflictivo, es decir, imprevisto,
— dramático (sin solución satisfactoria),
— vivido solo (no podemos compartir lo que sentimos en nosotros mismos, no tenemos las palabras para traducir esto, para expresar lo que se queda impregnado).

Seamos claros: el ser humano está enfermo de una falta de vocabulario.

Así pues, este libro no es más que un libro de vocabulario, para enseñarte a expresarte.

Podrás aprender, para cada enfermedad, las palabras de su **vivencia biológica conflictiva.**

A veces, encontrarás igualmente pistas para continuar tu escucha de comprensión emocional del síntoma; esto será señalado como **«pista(s) para explorar prudentemente»**, prudentemente porque no tenemos la certeza de lo que hay que imponer al prójimo.

Encontrarás otras novedades en esta colección, en particular, **«Los puntos pedagógicos»** como puntos de información sobre tu camino de papel, ¡como un segundo libro en el libro! Su función es permitirte comprender los principios que rigen el proceso de la enfermedad, tales como *preconflicto, ciclos biológicos, etc.*

Para cada órgano y cada síntoma, la mayoría de las veces encontrarás:
— una descripción anatómica y fisiológica;
— los órganos afectados;
— una definición de la patología;
— la vivencia biológica conflictiva;
— pistas para explorar prudentemente;
— el sentido biológico de la enfermedad;
— ejemplos;
— observaciones, en particular sobre el acompañamiento terapéutico;
— los síntomas propios de las fases de la enfermedad;
— una metáfora de animales: la piel es el conflicto del bebé gato que necesita a su madre, su contacto...
— el estrato biológico afectado por la patología y la vivencia:
    1.er estrato de la biología: vivencia arcaica de supervivencia;
    2.º estrato: vivencia de agresión, buscamos protegernos;
    3.er estrato: vivencia de desvalorización;
    4.º estrato: vivencia del conflicto relacional, social.

Y esto cada vez que tenga la información. Porque, a veces, no encontrarás el sentido biológico, sencillamente porque, de momento, lo ignoro; a veces, tampoco habrá ningún ejemplo porque no he tenido un caso que alumbre suficientemente la tonalidad conflictiva. Pero siempre podrás leer por lo menos una proposición de vivencia conflictiva, porque ahí está el sentido de este libro.

Antes de dejarte en compañía de este libro, es decir, de ti mismo, que sepas qué bien precioso será **una relación, una amistad, una familia, una civilización del compartir emocional,** ¡de la capacidad de expresar nuestra vida interior…!

Expresar en cada instante lo que sientes te dará, por añadidura, el derecho a sentir lo que sientes, a pensar lo que piensas, a hacer lo que haces, en una palabra, a ser quien eres.

¡Estar **a la vez consigo mismo y con los demás** garantiza nuestra salud mucho más que lo que comemos, que el lugar donde vivimos y que lo que bebemos! «*Lo que mancha al hombre no es lo que entra por su boca, sino lo que sale de ella*», dice Jesucristo, y yo añadiría: lo que le purifica, lo que le cuida y lo que le cura no es solamente lo que entra en él, sino sobre todo lo que se desprende de él, lo que viene de lo recóndito, de su corazón, «*porque es de exceso de corazón de lo que la boca se desborda*», añade Jesucristo.

Que este libro te permita contactar con la conciencia y poder expresar lo que vives en ti de conmovedor, ése es mi deseo.

25

ANATOMÍA Y FISIOLOGÍA DE LA RESPIRACIÓN

El árbol respiratorio es un árbol de vida cuyas ramas (bronquios) se ramifican en veintiuna generaciones cada vez más pequeñas (bronquios principales, secundarios, bronquiolos) antes de alcanzar los alvéolos.

GENERALIDADES

Las vías respiratorias sirven de conductos entre el espacio exterior y el espacio interior.

La respiración es, a la vez, consciente e inconsciente, voluntaria e involuntaria.

La función del aparato respiratorio es asegurar la transformación de la sangre venosa en sangre arterial, es decir, enriquecer la sangre con oxígeno, y pasar del sistema venoso al arterial, es decir, eliminar su desecho, el dióxido de carbono. Este intercambio se produce en los alvéolos pulmonares.

El aire rico en oxígeno, elemento esencial para nuestras células, está presente en todas partes a nuestro alrededor. Entra en nuestro árbol respiratorio por las fosas nasales, que lo humidifican, lo calientan y filtran el polvo; de esta manera, el aire se vuelve aceptable, es decir:

— humidificado suficientemente para que no agreda a nuestras mucosas,

— calentado para no impactar a nuestro cuerpo,

— liberado del polvo gracias a los pelos de la nariz,

— testado por el olfato y las vegetaciones.

Seguidamente, el aire puede continuar su trayecto hacia los alvéolos o ser expulsado por la tos o el estornudo en caso de rechazo por parte del cuerpo. Después, atraviesa la intersección de la faringe, que también es lugar de paso para los alimentos, desciende al interior de varios «tubos» hechos de cartílago y de músculos y revestidos de mucosas.

El aire se encuentra sucesivamente con:

— la laringe, que es el órgano de la fonación, de la emisión de sonidos,

— la tráquea,

— los bronquios, que se subdividen en numerosos bronquiolos que son cada vez más finos.

Los pulmones están protegidos por las dos láminas de la pleura.

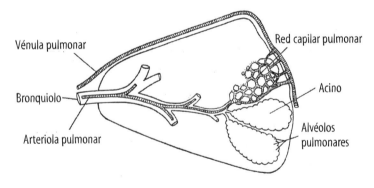

El lóbulo pulmonar

Los bronquios son un sistema de conductos destinados a transportar el fluido gaseoso al interior del organismo. Tras varias divisiones, se transforman en bronquiolos. Después, llegan a ser de 300 a 725 millones (según los libros) pequeños sacos de aire: los alvéolos.

Otro sistema de conductos, los vasos sanguíneos, va a transportar el gas entre los pulmones y los tejidos corporales. Los intercambios gaseosos se hacen a nivel de la barrera alvéolo-capilar –es la **respiración interna**–. La aspiración del aire cargado de oxígeno y la expulsión del aire que contiene gas carbónico constituyen la **respiración externa** (intercambio con el medio exterior).

En algunos invertebrados marinos, el intercambio respiratorio tiene lugar a través de la mucosa digestiva.

En los peces, la respiración se realiza a través de las branquias, cuya superficie es diez veces superior a la de la piel.

En los insectos, el aire pasa por conductos hasta las células.

En los anfibios, el 50 por 100 de los intercambios gaseosos se efectúa a través de la piel.

El objetivo de la respiración es el de captar el oxígeno necesario para la combustión celular y el de expulsar el gas carbónico (CO_2) producido por las células.

Las vías respiratorias altas humidifican, calientan y filtran el aire.

Las vías respiratorias bajas están revestidas por cilios (200 cilios por célula), que vibran 12 veces por segundo. Secretan mucosidad, una sustancia antibacteriana, inmunoglobulinas E (IgE) y agua.

Se puede hablar realmente de **árbol** pulmonar en la forma (anatomía) y en la función (fisiología). Este árbol tiene como función la transformación de los gases (el cuerpo consume oxígeno y libera gas carbónico), del mismo modo que los vegetales consumen gas carbónico y expulsan oxígeno. La tráquea y la laringe se asemejan al tronco, los bronquiolos a las ramas; los alvéolos, en su función, a las hojas; es como un árbol invertido en su forma y en su función, un árbol de vida.

LOS ÓRGANOS

Fosas nasales

Su superficie es muy grande gracias a los cornetes abundantemente vascularizados. Están revestidos por dos mucosas: una superior olfativa, una inferior respiratoria con células mucosas y células de cilios vibrátiles. De las fosas nasales parten los senos paranasales y los conductos lacrimales.

La función de las fosas nasales es:
— filtrar las partículas,
— ajustar la temperatura del aire inspirado,
— ajustar el grado de humedad del aire inspirado,
— generar el olfato (en las partes altas) para:
  • oler el peligro,
  • reconocer a los demás y
  • encontrar la presa.

Faringe

Es la intersección de las vías respiratorias y digestivas, el acceso siempre está libre para el aire, excepto durante la deglución. La faringe está formada por tres estratos:
   — superior: la rinofaringe, donde llegan las trompas de Eustaquio y las fosas nasales,
   — medio: la orofaringe, donde se abre la boca,
   — inferior, que comunica con el esófago y la laringe.

Laringe

La laringe es el órgano de la fonación, que está sujeta por el hueso hioides y un cartílago (la manzana, o nuez, de Adán, «Al principio fue la Palabra»).

Los músculos de la laringe, voluntarios, dilatarán o contraerán el orificio y pondrán en tensión las cuerdas vocales. La laringe está revestida por una mucosa (de estructura parecida a la de la epidermis: epitelio escamoso estratificado no queratinizado), e inervada por una sección del nervio neumogástrico o nervio vago. Durante la respiración, el orificio de la glotis está abierto. Durante la deglución, está cerrado por la epiglotis.

La laringe interviene sobre todo en el tiempo **inspiratorio.** Sus músculos son voluntarios y corticales (cuarto estrato de la biología).

Tráquea

Es un cilindro de 12 cm de largo, fibroso y cartilaginoso, aplastado hacia atrás, formado por semianillos cartilaginosos unidos por fibras musculares lisas.

Su mucosa es un tejido formado por células ciliadas, **células mucosas que protegen el pulmón de impurezas.**

Bronquios

La tráquea continúa con dos ramas matrices: los bronquios, que se ramifican hasta el glóbulo pulmonar, y los bronquiolos, que tienen menos cartílago y más músculos lisos.

Bronquios, arterias pulmonares, venas pulmonares y vías linfáticas convergen en un punto denominado hilio.

Los bronquios intervienen sobre todo en la **espiración.** Una parte de la musculatura es lisa, involuntaria (común a los alvéolos), la otra es estriada, voluntaria (músculos espiratorios).

Pulmones

La cara interna de los alvéolos está cubierta por un tejido epitelial perpetuo bastante parecido al del glande. Los pulmones son sacos esponjosos, elásticos.

Están formados por tres lóbulos a la derecha y dos a la izquierda (el espacio entre los pulmones se denomina **mediastino**). Prosiguen por la pared torácica en todos sus desplazamientos. La unidad es el lóbulo pulmonar; el pulmón es un mosaico de lóbulos pulmonares. Los lóbulos están formados por pequeños sacos alveolares. La superficie varía de los 50 a los 120 m², según la fase respiratoria. La pared de los alvéolos es fina, de una μ, y está formada por diferentes células.

— células fagocitarias: células que protegen el alvéolo de los cuerpos extranjeros y de los tóxicos,
— neumocitos: son células alveolares.

La cantidad de sangre que pasa por los pulmones es increíble: seis litros de sangre por minuto en reposo y hasta cuarenta litros por minuto cuando se hace un esfuerzo muy intenso.

Tejido conjuntivo

El tejido intersticial pulmonar está formado por un gran número de fibras elásticas.

Pleura

Se trata de dos sacos perfectamente cerrados, que recubren los dos pulmones. Están formados por dos láminas que están en contacto la una con la otra y que se deslizan la una sobre la otra:
— la visceral,
— la parietal.
La presión entre las dos láminas es inferior a la presión atmosférica.

Músculos respiratorios

Los músculos respiratorios principales son el diafragma y los músculos intercostales. Permiten aumentar el volumen pulmonar. Cuando el diafragma se contrae, libera espacio para los pulmones: es la inspiración. Por el contrario, su distensión disminuye este volumen, comprimiendo de esta forma los pulmones hacia arriba: es la espiración. Los músculos se insertan entre y sobre los huesos. Forman paredes que cierran completamente el tórax, salvo en la parte superior por donde pasan la tráquea, el esófago, los vasos, los nervios y el orificio hiatal.

El diafragma es un músculo en forma de cúpula. Se inserta en el borde interno de la caja torácica. En el centro, reposa el corazón.

LA RESPIRACIÓN

La inspiración es activa. La inspiración normal se debe al diafragma; la inspiración forzada, al diafragma y a los músculos accesorios.

La espiración es pasiva. Debido a la distensión de los músculos respiratorios bajo el efecto de la gravedad y la elasticidad pulmonar.

El contenido en la sangre de gas carbónico, de oxígeno, el pH estimulan los sensores de la aorta y las carótidas. Esta información va al **sistema neurovegetativo**. Va a reajustar la respiración ralentizando o acelerando el ritmo (normalmente, dieciséis ciclos por minuto).

La orden **involuntaria** del movimiento respiratorio está en el **tronco encefálico**.

Un estímulo violento del neumogástrico producirá una apnea en espiración. Un estímulo débil producirá una polipnea. Así, también un estímulo violento de la piel o de las mucosas producirá un dolor que tendrá el mismo efecto.

La **fonación** es un fenómeno debido a la espiración sostenida del suministro de aire, que provoca una vibración de las cuerdas vocales, moduladas por las posiciones de la lengua, los labios y los dientes.

El hipo, los bostezos y los sollozos son **espasmos respiratorios**. Reír, suspirar, estornudar son de naturaleza espiratoria. La tos, el grito están relacionados con una espiración brusca y la glotis se encuentra más o menos cerrada. La expulsión de mucosidad o de cuerpos extraños se hace siguiendo el mismo proceso.

LAS MEDIDAS

El volumen normal es medio litro de aire por inspiración.
— el aire residual es de 1,2 litros,
— el volumen espiratorio de reserva es de 1,2 litros,
— el volumen inspiratorio de reserva es de 3 litros.

LA HEMATOSIS

La hematosis es la transformación de la sangre venosa en sangre arterial a nivel de los pulmones: fijación del oxígeno, eliminación del gas carbónico. Los intercambios se efectúan en los alvéolos. Siendo la presión alveolar superior a la presión sanguínea, el oxígeno penetra en los capilares y se fija en los hematíes. Se combina con la hemoglobina, en función, particularmente, de la temperatura y del pH sanguíneo. Cuanto más alta es la temperatura y más bajo el pH, más débil es la fijación del oxígeno.

Transportado por el flujo circulatorio, el oxígeno llega a las células. El intercambio se realiza en los capilares, que se bañan en la linfa intersticial. A este nivel, la presión intracapilar es mayor, el dióxido de carbono reemplaza al oxígeno y, a su vez, es conducido de regreso al alvéolo por el flujo circulatorio.

La respiración de los tejidos varía según la naturaleza de las células: algunas respiran más.

EMBRIOLOGÍA

El aparato respiratorio aparece en la cuarta semana. Se forma a partir de una excrecencia de la pared ventral del intestino anterior.

El **endodermo** está en el origen de los revestimientos epiteliales de la faringe, de la tráquea, de los bronquios, de los alvéolos, de la laringe y de las cuerdas vocales.

El **mesodermo** produce los elementos cartilaginosos y musculares de la tráquea, del pulmón y de la pleura.

El **ectodermo** forma:

— los arcos branquiales: cartílago y músculo de la laringe, cartílago tiroides,
— la boca, que se abre hacia la décima semana, entonces, algunas células descienden, recubren la laringe, de donde surgen los bronquios,

— las mucosas nasales y bucales,
— los senos paranasales.

A los siete meses de gestación, la respiración es posible. Durante los últimos meses, se efectúa una multiplicación importante de los alvéolos. Esta proliferación continuará hasta los diez años. El líquido amniótico está presente en las vías respiratorias del feto. El surfactante (lípidos) lo producen las células pulmonares alveolares. Evitará el colapso pulmonar después de la eliminación del líquido amniótico. Al nacer, los pulmones están vacíos de aire y plegados sobre ellos mismos. El primer llanto del niño conlleva una aspiración violenta, que despliega los alvéolos. Las primeras respiraciones representan un esfuerzo terrible. Al cabo de cuarenta minutos, la respiración se vuelve normal. Durante diez días, algunas porciones pulmonares permanecen hundidas.

LÉXICO DE LAS PATOLOGÍAS

Eupnea: respiración tranquila y regular.
Polipnea: respiración rápida.
Bradipnea: respiración lenta.
Disnea: respiración difícil.
Apnea: parada respiratoria, bien en la inspiración, bien en la espiración.

Embolia (del griego *embolos:* «acción de verter dentro», «obstrucción»): obliteración brusca de un vaso sanguíneo o linfático a causa de un cuerpo extraño arrastrado por la circulación. El émbolo es, a menudo, un coágulo que puede ir de una vena al corazón y del corazón al pulmón, lo que puede ser grave.

E.A.P. (edema agudo de pulmón): aumento de líquido en los alvéolos, en el espacio intercelular. Es debido o bien al aumento de la permeabilidad de los alvéolos, o bien al aumento de la presión capilar, debida, asimismo, a una insuficiencia cardíaca.

Neumotórax: aire en la pleura.

Hemotórax: sangre en la pleura.

Pleuresía: secreción de origen inflamatorio o infeccioso que se sitúa en la pleura.

Bronquitis: inflamación del epitelio bronquial debido a un agente tóxico o infeccioso. Se manifiesta por una hipersecreción de mucosidad, una hipertrofia de células bronquiales, excepto en el caso de las bronquitis esclerosas atróficas.

Enfisema: pérdida de elasticidad de las paredes alveolares que permanecen hinchadas durante la espiración. Quedan burbujas o vesículas permanentemente, el parénquima es reemplazado por tejidos conjuntivos fibrosos.

Asma: espasmos musculares bronquiales que se localizan en las paredes de los bronquios pequeños, haciendo que la espiración sea difícil. Los alvéolos permanecen hinchados; las mucosas están irritadas por una hipersecreción de mucosidad.

Neumonía: cualquier lesión inflamatoria del pulmón en relación con los gérmenes infecciosos, que se manifiesta en forma de un foco único múltiple.

Cáncer de pulmón:
— cáncer alveolar: desarrollado a partir de las paredes alveolares,
— cáncer broncopulmonar: cáncer primitivo desarrollado a partir del epitelio del árbol bronquial,
— cáncer carcinoma pulmonar,
— cáncer anaplásico de células grandes y pequeñas,
— cáncer epidermoide.

Tuberculosis: la destrucción por el microbio del parénquima pulmonar crea cavidades denominadas «cavernas». Es una enfermedad infecciosa causada por microbacterias (bacilo de Koch) cuya lesión característica es el nódulo tuberculoso. Puede revestir diversas formas, siendo el pulmón la localización más frecuente.

Absceso pulmonar: destrucción microbiana del parénquima pulmonar por diferentes gérmenes con colección purulenta.

*Las patologías **agudas** son la neumonía y la alveolitis del lactante.*

*Las patologías **crónicas** son el enfisema, la bronquiectasia, la alveolitis fibrosante (conflicto en péndulo), la fibrosis intersticial, la neumoconiosis, la silicosis.*

Punto pedagógico: Un conflicto en péndulo

Después de un bio-shock, es decir, de un suceso conflictivo, inesperado, sin solución satisfactoria y vivido en aislamiento, todo el cuerpo se estresa, el sistema nervioso pasa al sistema de simpaticotonía. Tras la resolución del conflicto, todo ser, cuerpo y espíritu, lo siente, lo sabe, se relaja y pasa a vagotonía, el nombre del sistema nervioso de recuperación. Pero, a veces, esto se parece a la trayectoria de un yoyó. El marido se reconcilia con su mujer todas las mañanas y se enfada todas las noches. El empleado vive un conflicto en su oficina durante la semana y se relaja todos los fines de semana. El niño está estresado cuando está en clase y se calma en cuanto llega el fin de curso. Lo que denominamos 'conflicto en péndulo', esta alternancia de signos físicos de estrés (obnubilación, insomnio, inapetencia, pusilanimidad, agitación…) y de signos de recuperación (alivio, inflamación, fatiga, etc.), es característico. A veces esos signos están mezclados: estás desanimado y a la vez con ganas de hacer muchas cosas, el órgano está inflamado y funciona mal…

PROTOCOLO DE EXPLORACIÓN DE NUESTRO SISTEMA RESPIRATORIO, DE PHILIPPE LÉVY

— Cerrar los ojos.
— «Estoy a la escucha de mi sistema respiratorio: ¿dónde empieza? ¿Dónde termina?
— »Estoy a la escucha de mi respiración, aire que entra, aire que sale; ¿tengo la impresión de que la inspiración es más grande que la espiración o al contrario?
— »¿Mi respiración es superficial o profunda? ¿Lenta o rápida?
— »¿Dónde está mi respiración: hacia el vientre, las costillas, las clavículas?
— »Pongo mi volumen respiratorio entre las manos y me permito percibirlo. ¿Cuál es su color, su forma?, ¿cuáles son las sensaciones que lo acompañan?
— »Puedo dibujar mi percepción de ese volumen respiratorio.
— »Siento la envoltura de mi respiración: ¿es continua, discontinua, con badenes?
— »Muevo ese volumen respiratorio, lo estiro como si fuera algodón de azúcar (golosina), como si fuera un trozo de caucho: ¿puedo disminuirlo, dilatarlo, cuál es su capacidad de elasticidad?
— »¿Cómo circula el aire en el interior de mi cuerpo?
— »¿Hay zonas de mi cuerpo a las que les falta el aire, o que tienen exceso de aire?
— »Me permito percibir el elemento aire alrededor de mi cuerpo. ¿Es agradable? ¿Angustiante? ¿Espacioso?
— »¿Cuál es mi relación con el aire exterior?».
— ¿Deseo fundirme en este espacio de aire?
— ¿Me gusta este espacio exterior?
— Escribir todo esto, luego volver a empezar este protocolo una vez por semana y en diferentes entornos. Comparar las respuestas.

CONFLICTOLOGÍA

Pulmones

Conflicto del *delfín* que quiere sacar el agua de su aparato respiratorio y luego hacer entrar aire.

Órganos afectados

Alvéolos.
Glándulas mucosas bronquiales.

Punto pedagógico: Los cuatro estratos de la biología
Existen cuatro grandes maneras de vivir un acontecimiento conflictivo. Esto está organizado en lo que llamo LOS CUATRO ESTRATOS DE LA BIOLOGÍA.

1.er estrato:
La tonalidad central es ARCAICA, es decir, vital: «Mi supervivencia está en juego; tengo que comer, respirar, eliminar los deshechos…». No es una situación razonada; se puede decir que sale de las entrañas. Con esta forma de percibir un acontecimiento, la parte del órgano que va a reaccionar es la funcional, la que va a crear la solución de adaptación, es decir, el síntoma. Es «el primer estrato de la biología» o vivencia arcaica.
Veamos algunos ejemplos:
—el miedo a morir de inanición: el hígado;

—una jugarreta: el colon;

—la urgencia: la tiroides.

Aquí, el entorno no es relacional ni social, el otro no existe en tanto que *alter ego:* el otro es una cosa, presa o depredador, por ejemplo.

2.º estrato:

La tonalidad central es FALTA DE PROTECCIÓN: nos sentimos sucios, deshonrados, agredidos, la integridad está amenazada, en peligro, hay una fractura; será preciso reforzar las barreras. Es la parte protectora del órgano que está afectado, es decir, las envolturas, las serosas, la dermis. Ejemplo: Amenazan a mis pulmones, debo crear más protección, así pues, desarrollo una envoltura pulmonar que se denomina pleura.

3.er estrato:

La tonalidad central es DESVALORIZACIÓN.

Cuando una cosa ya no tiene valor, desaparece. Se trata de la estructura del órgano, de su tejido conjuntivo. Cada zona del cuerpo tiene una subtonalidad de desvalorización particularmente precisa.

Ejemplo: «Me siento una mala madre», es el hombro izquierdo el que se verá afectado.

En una desvalorización sexual, será la articulación sacrolumbar.

En una desvalorización manual, las manos.

4.º estrato:

La tonalidad central es SOCIAL, RELACIONAL.

Los órganos implicados en esta vivencia gestionan las relaciones. Se trata de los órganos de los sentidos, de los canales en general, del revestimiento epitelial. Un ejemplo de ello es la vejiga. Si el otro avanza por mi territorio (seamos perro, hiena u hombre), la vejiga se estresa porque es la encargada de marcar los límites del territorio; entonces llegan la cistitis y las ganas frecuentes de orinar. Otro ejemplo: todo lo que es separación, pérdida de la relación, va a afectar a la piel, a las mucosas; no tenemos más contacto piel a piel con mamá, que ha vuelto a trabajar…

Consecuencias

Así pues, un órgano está constituido por diferentes tejidos, cada uno de los cuales tiene un papel específico. Los bronquios están constituidos por músculos, cartílago, mucosa, glándulas productoras de mucosidad, nervios y vasos sanguíneos.

Cada uno de estos tejidos está en uno de los cuatro estratos de la biología. Las glándulas productoras de mucosidad están en el primer estrato porque su función es arcaica; eliminar el polvo que molesta la buena respiración. El cartílago en el tercer estrato, ¿esto es útil, tiene el valor añadido de hacer entrar más aire? La mucosa está asociada al cuarto estrato. Es la que está en contacto directo con el medio ambiente, el aire.

El resultado directo es que la tonalidad conflictiva, las vivencias vienen determinadas por el aparato, el órgano y el tejido. En consecuencia:

— cuando las glándulas que producen mucosidad desarrollen un síntoma (bronquitis muy grasa, asma inducido…), buscaremos el miedo a la muerte asfixiados por atasco, intrusión;

— cuando la mucosa esté afectada (bronquitis seca, ciertos cánceres…), buscaremos más bien los conflictos de separación: «Tengo miedo a perder el contacto con mi espacio, con mi territorio»;

— si el nervio está implicado en un síntoma como la tos espasmódica o la enfermedad asmática, la disnea laríngea, iremos a buscar una vivencia relacionada con el futuro, con el proyecto y, sobre todo, con una doble contradicción, es decir: «Quiero y, al mismo tiempo, no quiero». «El espacio que tengo (la habitación, la familia, la clase…) no lo quiero, me ahogo. Y lo que quiero (la hermosa y espaciosa habitación perfumada…) no lo tengo».

Ésta es otra manera de entender el portal de entrada en biología.

La vivencia biológica conflictiva general

La tonalidad central es *arcaica* (1.er estrato de la biología).
CONFLICTO DE MIEDO A LA MUERTE, MIEDO ARCAICO A LA ASFIXIA, MIEDO VISCERAL.
Miedo arcaico a morir, a no poder continuar respirando; el aire constituye «el primer trozo de vida».
En el fondo, es miedo a perderse uno mismo en tanto que «el propio territorio» o «el último territorio».
«La muerte está en mí, inminente».
Angustia, pánico a la muerte.

Situación muy concreta.
Dificultad para sentirse tranquilo.
Miedo a asfixiarse.

Matices en la vivencia:
La vivencia puede ser de dos tipologías distintas, según la estructura del sujeto:

— sea: «Hay que atrapar lo positivo (oxígeno, vida, aire...) porque me siento separado de la vida».
— sea: «Hay que eliminar lo negativo (dióxido de carbono, humo, muerte...) porque me siento agredido por la muerte».

En el primer caso, la solución biológica será desarrollar más alvéolos para atrapar más del elemento «vida»; en el segundo, la tos grasa, los escupitajos, la bronquitis grasa y expectorante permitirán eliminar lo negativo (polvo, intrusión, humo, muerte…).

Por este motivo, el miedo a la muerte, según el modelo «DE LA GOMA Y DEL COLECCIONISTA» (o del tintero), se puede vivir en términos:

— de agresión a nivel respiratorio, lo que puede afectar la parte del 1.er estrato de los bronquios, con el objetivo de eliminar las suciedades, la intrusión;
— o de separación, lo que va a afectar a los alvéolos para tomar más oxígeno.

Son posibles varias imágenes pulmonares, cada vez con un sentido probable:

Miedo por uno mismo: Muchas manchas en los pulmones (imagen radiográfica de suelta de globos).
Miedo de que otra persona muera: Una sola mancha.

Miedo a una muerte dolorosa: Varias manchas en la parte alta de los pulmones, cada vez más pequeñas conforme se desciende y de forma simétrica. Los lóbulos superiores de los pulmones contienen más aire y menos sangre que los lóbulos inferiores.

La enfermedad de las **membranas hialinas** del recién nacido prematuro corresponde a un miedo a la muerte.
Otras patologías relacionadas con el miedo a la muerte: **aspergilosis, tuberculosis, primoinfección, claustrofobia.**

Encontramos **diferentes formas de miedo** respiratorio:
Senos paranasales: Angustia, algo en mí se insinúa.
Laringe: Miedo inesperado, terror, susto de muerte.
Bronquios: Peligro inminente, amenaza.
Alvéolos: Miedo a morir.

Es evidente que, en presencia de esos síntomas, se impone una consulta con un médico.

Preconflicto

Detrás del miedo a morir, a menudo, se encuentra el **miedo a vivir.**

Ejemplo

La señora X tiene miedo a morir; de hecho, tiene sobre todo miedo a vivir, porque una parte de ella quiere morir (la parte B). Esta parte B da miedo a la parte A, que quiere vivir, como si la parte B la amenazara, la pusiera en peligro.

En algunos casos, podemos escuchar: «tengo miedo a morir porque tengo ganas de morir», «tengo miedo a sentir el deseo de morir para, por ejemplo, reunirme con un ser querido».

Podemos pensar también en el deseo de cometer un crimen.

Sentido biológico

Aquí, la vida y la muerte son vividas en términos respiratorios: «En el nacimiento, respirar por primera vez, dar su primer grito», «En la muerte, exhalar el último suspiro, el último soplo de aire».

La estructura que hace que el oxígeno entre en la sangre es el alvéolo pulmonar. Si tengo que respirar más, produzco más alvéolos pulmonares; los multiplico para que aumente la función respiratoria. Por lo tanto, desarrollo uno o varios tumores en los alvéolos, en todos los casos, más alvéolos, es decir, más zonas de intercambio de aire. Estos tumores están, a menudo, situados cerca de los segmentos arteriales para que estén mejor vascularizados. El lenguaje de los pulmones es: «Desarrollo tumores, es decir, cada vez más células para poder respirar más».

En resumen, tras el bio-shock, el organismo crea células alveolares especiales para mejorar el intercambio de aire en los alvéolos.

Los mamíferos marinos necesitan respirar el aire de la superficie y, para no tener que volver a subir a cada minuto, sus cuerpos han producido, a lo largo de las mutaciones, una cantidad mayor de alvéolos, alrededor de dos a tres veces más por centímetro cúbico de pulmón que en el hombre: es la adaptación perfecta.

Punto pedagógico: ¡El inconsciente es biológico!

Un acontecimiento mal vivido, cuando no es acabado de modo satisfactorio, no concluido, no tratado, va a quedarse en nosotros. Es como si rebotara en las paredes internas de nuestro cráneo: *lo rumiamos*. Este estado, de hecho, es todavía más insatisfactorio; fracasamos, condenados por esta emoción conflictiva, por esos pensamientos eternos, ese malestar sin solución. A pesar de todo, hay una última salida de emergencia; esta escapatoria se llama el inconsciente. Reprimimos el drama, lo olvidamos momentáneamente o para toda nuestra vida. Algunas veces, conservamos el recuerdo de la historia, pero no la sensación de drama, de desgracia; estamos emocionalmente disociados de la experiencia. ¿En qué se convierte el estrés inherente a este acontecimiento dramático? ¿Dónde se encuentra lo que todavía no ha sido tratado, resuelto, dónde se esconde ahora?

Siempre en nuestro interior, en nuestro cuerpo. El cuerpo es el conjunto de nuestros órganos, éstos son soluciones de adaptación al entorno: broncear, digerir, inspirar, moverse…, cuyo objetivo es vivir o sobrevivir. Cuando esta función está satisfecha, tenemos inmediatamente la consciencia: ¡es agradable! Nos sentimos saciados, relajados, reposados, aliviados, tranquilizados… Cuando esta función no está satisfecha, aquí también tenemos inmediatamente la consciencia: desagradable, incómodo, y nos sentimos frustrados, atemorizados, agotados…

De esta forma, la emoción es la huella consciente de una función biológica satisfecha o no satisfecha. ¿Y el inconsciente? Aquí se trata del conjunto de nuestras funciones biológicas, está en el cuerpo, es el cuerpo. El inconsciente es biológico.

¿Eres consciente del trabajo de tu estómago en ese momento, de las pulsaciones de tu aurícula derecha? ¡No! No eres consciente de ello, y es así. Esto permite a tu espíritu volverse hacia otras preocupaciones… esperando volverse capaz de ser un día verdaderamente consciente… lo más ampliamente posible.

Ejemplos

El cornudo está armado

El señor X tiene un tumor en el pulmón; me dice: «Soy racional y difícil de convencer». Le explico el sentido biológico y le cuestiono:

«¿Tiene miedo a la muerte?

—»Sí, tengo miedo de que me «peguen un tiro» desde enero.

—»¿Siempre o algunas veces?

—»Lo pienso constantemente sin poder hablar sobre ello, y no hay ninguna solución.

»Su bio-shock: en enero, él está con su amante cuando el marido, por casualidad, los sorprende; ella le dice que se vaya, él huye. Durante varios días, aparca el coche a tres kilómetros de su casa, va a recoger su correo a escondidas sin encender la luz para que el marido, que está merodeando por su casa, no lo descubra. Seis días más tarde, ella le llama por teléfono: "Lárgate, te quiere matar". Huyó a casa de su exesposa: «No puedo hacer nada, no puedo defenderme para no causarle daño a ella, ¡tampoco puedo denunciarlo a la policía!».

Sus vivencias:

—miedo a que su amante muera,

—impotencia: no puede ni telefonear ni moverse.

Diagnósticos

El señor X escucha el diagnóstico de sida que le hacen a su hermano. Tiene miedo, en todo momento, de que se muera.

El señor X tiene un grano en el seno, de aquí el semblante de preocupación del médico. El paciente tiene miedo a una metástasis, lo que crea el miedo a sufrir para morir. Desarrolló varios nódulos en los dos pulmones.

Accidente en los campamentos

El señor X recibe una llamada del director de los campamentos donde está su hijo único. Por teléfono, le explica: «Su hijo y todo el grupo se fueron a hacer espeleología hace dos días y estamos muy preocupados, no tenemos noticias de ellos». El padre se va en tren de inmediato y, durante todo el viaje, teme por la vida de su hijo. Lo encuentra sano y salvo. Unos meses más tarde, el padre tose y le diagnostican un tumor en los pulmones.

Cánula

Un paciente tiene una cánula en la tráquea: se deduce que tiene miedo a quedarse sin aire, a ahogarse; por lo tanto, el cuerpo produce una hipersecreción bronquial para eliminar el pedazo (la cánula) y respirar mejor.

Testigo de Jehová
Una mujer es testigo de Jehová; su hijo abandona ese grupo. La madre sufre un *shock* y tiene miedo, desde ese día, a que su hijo muera, porque no se salvaría.

Lamentos
La señora X tiene miedo a morir porque tiene muchos remordimientos en su vida. No quiere morir sin haber solucionado varios problemas.

Mancha en el pulmón
La señora X tose, deja de comer, se deprime, quiere dejarse morir. *Shock* desencadenante: su cuñada «enloqueció» delante de ella, y dijo que se quería suicidar. La señora X tiene miedo a la pérdida de control. Dice que siente una rabia enorme, pero no es la vivencia real puesto que la rabia descodifica las redes biliares. La pérdida de control la conduce al miedo a que le falte el aire. Conflicto programado: a los 7/8 años, en un estanque, su hermano la coge por los pies, ella no puede controlar nada y enseguida tiene miedo a morir, de manera que «cuando ya no controlo, puedo morir ahogada». Además, la tos la ha desanimado: «Estoy al final del camino, me rindo, **ya basta,** sufro demasiado»: los colectores del **riñón** están afectados por esa vivencia. Cuando le digo que es como un pez fuera del **agua,** se siente cómoda con esta imagen. Espera que su marido, como una ola que salvaría a los peces echándolos al agua, la vuelva a recoger; es él quien le ha dicho que me llamara, es como su ola.

La profesora

Traqueítis, bronquitis, la señora X escupe sangre; exámenes y endoscopia: diagnóstico de un tumor en los alvéolos.

La señora X tiene 11,5 años cuando su familia teme, durante las guerras de Argelia y Túnez (en 1958/1959), por la vida de los familiares que viven en esos países. Siente el miedo a la muerte. En 1960, lamenta el fallecimiento de una amiga en un accidente. Algunos años más tarde, se confía a una amiga y se libera de su miedo; enseguida sufre una primoinfección tuberculosa. A los 23 años, sufre la amenaza de su marido que, cuchillo en mano, quiere matarla. A los 46 años, está angustiada sin razón, **se hunde en el exceso:** tiene miedo por su hija permanentemente, tiene miedo de que muera. Conflicto: En este tema del doble de la edad (11,5; 23; después 46), siente miedo de la asfixia, por ella y por su hija (su tesoro). Un día, se produce un escape de gas en su edificio. Tiene miedo, tose. Le diagnostican un cáncer (miedo a la asfixia). Por supuesto, tiene miedo a la quimioterapia… Tras 10 entrevistas, tiene menos miedo, pero igualmente cierra el gas por la noche antes de irse a dormir y lo verifica varias veces. Intuitivamente, le pregunto: «¿No ha tenido un pariente que haya sido gaseado?». Efectivamente, y para ella es la conmoción, el flash. Cuando era una niña, su abuelo sufrió las consecuencias de la guerra y la gasificación, de lo que hablaba a menudo, lo que entonces le impresionaba mucho. Hace unos 11 años, el abuelo murió y ella le acompañó en sus últimos momentos. Asistiendo a su falta de aire, se sentía totalmente impotente. Un tiempo después, se cambia de casa y su angustia con respecto al gas (ciudad) comienza, ¡como el abuelo! A través de su enfermedad, y hasta hoy en día, ayuda a ese pariente a través de ella misma. Lo más importante es que durante la sesión, debido a esta toma de conciencia, se siente liberada físicamente de ese peso, de inmediato.

Hiperhidrosis palmar y claustrofobia

La señora X se siente bloqueada por todas partes. De niña, sus profesores ejercen una gran presión sobre ella. Sus padres tienen grandes expectativas. Es su primera hija después de un aborto. «No puedo decepcionarlos». Por otra parte, es claustrofóbica, en su caso está relacionado con el paso intrauterino que se parece más a un cementerio que a una incubadora.

Insuficiencia respiratoria

La capacidad respiratoria es limitada.

La vivencia biológica conflictiva

La tonalidad central es *arcaica*.
NO QUIERO MOLESTAR, COGER EL AIRE DE LOS DEMÁS.
«Para mi supervivencia, tengo que reducir la capacidad de vida».
«Me hago el muerto, si no, me van a matar».
Conflicto de miedo a la muerte, miedo arcaico de ahogo.

Opresión torácica: «Disminuyo mi capacidad de vivir».

Pistas para explorar prudentemente:
¿Quién, en el árbol, se niega a morir?

«Suspiro al lado de mi marido fallecido».

«Conservo el pasado, rechazo el futuro».

«Tengo miedo de los intercambios con los otros, así pues, limito los intercambios (de aire)».

Carecemos de espacio de vida, no podemos expresar nuestra personalidad, ser libres, ni tener nuestro espacio de libertad (nos ahogamos).

«Quiero dar aire a alguien que amo».

«Bloqueo la emoción, guardo todo en mi interior».

Esta patología afecta al **nervio respiratorio.**

Hay que eliminar la energía negativa que hay en mí, y proteger de ella a la otra persona y a mí, en el presente y en el futuro.

Existe el proyecto de protegerse y de luchar; el cuerpo cierra los bronquios para impedir a la energía negativa exterior entrar en el interior.

Ejemplos

40 por 100

La señora X tiene una insuficiencia respiratoria del 40 por 100. Para ella el mundo es tóxico al 40 por 100.

Trastornos de la respiración

El señor X tiene dificultades para respirar al subir una montaña, una escalera..., es decir, al acercarse al cielo, lo que, simbólicamente, se puede asociar al Padre. En su caso, esta teoría se confirma: tiene un gran problema con su padre, le tiene miedo y no quiere acercarse a él.

Punto pedagógico: Las insuficiencias

Salomon Sellam me ha transmitido las siguientes observaciones:

Cuando el conflicto se repite cien veces, mil veces y más, en una vida, cuando cada día, la situación conflictiva, aunque sea mínima, regresa, en ese caso, el cuerpo está estimulado sin cesar por ese estrés. En respuesta a eso, la patología puede ser una insuficiencia.

Ejemplo:

La señora X, cada día y siempre de repente, regaña a su marido, le riñe, le critica cuando menos se lo espera: su marido desarrolla una insuficiencia auditiva.

La señora X no se siente realmente en su casa: su marido ocupa todos los espacios, invadió su despacho, sus estantes, su vida; para sentirse en casa, se ve en la obligación de planear alquilar una caravana. Desarrolla una insuficiencia respiratoria.

De esta manera, un mismo órgano (los bronquios, por ejemplo) puede tener numerosas patologías, en función de los matices del conflicto: una insuficiencia respiratoria, una enfermedad crónica de los bronquios, una infección bronquial, una inflamación, un cáncer o una dilatación de los bronquios no tendrán, por supuesto, el mismo significado biológico. Si los síntomas son diferentes, la vivencia será diferente, la adaptación es diferente porque la causa es diferente en su matiz.

Membranas hialinas

Insuficiencia inspiratoria del recién nacido. La superficie de los conductos aéreos y de los alvéolos pulmonares, recubierta de membranas transparentes.

Tener que protegerse.

Enfisema

Es la ruptura de la elasticidad de los alvéolos que, mediante la destrucción del tejido de soporte, pierden su flexibilidad y se hinchan de gas y aire. «Explotamos» nuestros alvéolos pulmonares.

Sentido biológico: En el enfisema, aumentamos nuestro espacio pulmonar para tener más aire.

La vivencia biológica conflictiva

DESVALORIZACIÓN VINCULADA A LA CAPACIDAD PULMONAR.
«Me falta el aire».
La vida tiene que estar en contacto con más vida dentro de mí.

Es un tintero de espacio, una necesidad de vivir. Quiero conservar el espacio y la vida en mí mismo.

También puede ser una goma de borrar, según la vivencia: elimino en mí la ayuda (es lo contrario de la silicosis).

«Necesito el aliento divino, el padre».

Ejemplos

Un deportista se juzga incapaz a causa de su falta de aire, de aliento.

Una enferma dice: **«Estoy en una situación crónica de asfixia».** Tiene miedo a no poder respirar más debido a una enfermedad, a una anomalía vivida como una debilidad.

El señor X no puede hacer el duelo de su maestro espiritual, que ha fallecido. «Me gustaría que el aire, que la vida vuelva de nuevo a él».

Apnea del sueño, bradipnea

La vivencia biológica conflictiva

La tonalidad central es *arcaica*.

«ME HAGO EL MUERTO, NO QUIERO SER DE-TECTADO, SI NO, ME VAN A MATAR».
«Si respiro, estoy muerto».
«Para vivir, hay que hacerse el muerto», eso se acompaña, o no, de parálisis.

En la primera parte de la noche: peligro físico si existo. En la segunda parte de la noche: peligro psíquico si existo.

Conflicto de miedo a la muerte, miedo arcaico de ahogarse.

Bradipnea espiratoria:
«Para seguir vivo, no tengo que mostrar que estoy vivo».

Anoxia:
Programa de muerte: alguien quiere matarme.

Ejemplo

«Soy valiente, acepto la vida pero estoy en peligro de muerte; esto es la guerra y no quiero ser gaseado. Contengo la respiración, mis pulmones están llenos».

Fibrosis pulmonar

Puede ser una secuela de la silicosis o de la tuberculosis, o bien intersticial y difusa (primitiva).

La vivencia biológica conflictiva

La tonalidad central es *desvalorización.*

Es un miedo al hundimiento en una cavidad, hay que reforzar la estructura.

«Carezco de apoyo».

Ejemplo y metáfora

«Quiero que haya sostén en la mina para que el aire llegue hasta mí».

«Para evitar morir aplastado en la mina, añado el apuntalamiento, el sostén, es decir, se desarrolla la silicosis».

Ejercicio de la zona de confort respiratoria

Inspirar y espirar varias veces, cada uno a su ritmo y buscar el momento más cómodo, en el que desearíamos quedarnos, luego el momento más incómodo, en el que no tenemos ningunas ganas de quedarnos.

He aquí algunas hipótesis:

O sea, los pulmones llenos: Nos encontramos en el coleccionista, el tintero.

Miedo a que te falte el aire, pero no tenemos en absoluto el sentimiento de molestar, queremos vivir, nos damos ese derecho; «Quiero almacenar más aire en mí, como el delfín o la ballena».

«Soy más importante que el otro».

«Tomo mi sitio, me valorizo», pero, cuidado, esto puede ser también «Tengo miedo a la muerte». Puede ser los dos casos al mismo tiempo: «Me valorizo y tengo miedo a la muerte».

O sea, los pulmones vacíos: «El otro es más importante», o el aire es peligroso.

O sea, los pulmones completamente vaciados: «No tengo aire en mí, no quiero tomar el aire de los demás, me borro».
— Estamos en la goma de borrar, hemos sido agredidos.
— «Tengo la impresión de molestar, de ocupar demasiado sitio».
— «Me siento bien con el 20 por 100 de aire en los pulmones: me doy el 20 por 100 de importancia, doy el 80 por 100 de importancia a los demás».

Ejemplo: «A mi abuelo lo mataron con gas en la guerra. No hace falta que el gas mortal entre y esté en el interior de mi cuerpo».

O sea, durante la espiración: «Dejo más sitio a los demás, transmito la vida. Doy a los demás, pero también tengo reservas en mí. Es importante para mí dar a los demás».

O sea, a mitad de camino de la espiración: «Doy más espacio a los demás, pero también quiero sitio para mí».

O sea, a mitad de camino de la inspiración: «Quiero vivir aunque tengo miedo de molestar a los demás».

Dolor con los pulmones completamente vaciados: Miedo a la muerte.

Dolor durante la espiración: «No quiero dar» – «Quiero tener mi sitio» «Quiero vivir».

LARINGE

El conflicto de *la gallina* que llama a sus polluelos y que cacarea al menor peligro.

Es el momento de la **inspiración.**

Anatomía, fisiología

La laringe es un órgano situado en la garganta, después de la unión de la faringe. Es la intermediaria entre la faringe y la tráquea y cobija nuestras cuerdas vocales. Forma parte de las vías aéreas superiores.

Está involucrada en los conflictos asociados a la palabra, a la comunicación. J.-G. Salles asocia la laringe con el grito y la boca con la palabra (véase la revista *Causes et Sens* n.º 20).

La estructura de la laringe está compuesta por tres cartílagos:
— *el cartílago cricoides, en forma de anillo y ubicado en la parte inferior de la laringe, en contacto con la tráquea;*
— *el cartílago tiroides, que forma «la manzana, o nuez, de Adán», en la parte anterior;*
— *el cartílago de la epiglotis, que ocupa una posición más central y superior.*

Esta estructura se mantiene gracias a la ayuda de las membranas fibrosas cricotiroidea, tiroidea e hioepiglótica.

La articulación superior se hace con la faringe vía el hueso hioides, el cartílago tiroides y la membrana fibrosa tiroidea.

La laringe está revestida por una mucosa.

La musculatura de la laringe (voluntaria: 4.º estrato) tiene como objetivo poner en movimiento la laringe o modificar su luz (apertura) para activar la producción de sonidos. Los movimientos de contracción, de traslación y de rotación de los músculos de la laringe permiten, por lo tanto, tensar las cuerdas vocales, modular la apertura y la unión.

La laringe está inervada por ramas del nervio vago (o neumogástrico). El nervio superior de la laringe es fundamentalmente sensible, el nervio inferior de la laringe es un nervio motor.

La laringe asume tres funciones:
— una función **respiratoria,** ya que forma parte integrante de las vías respiratorias;
— una función de deglución, cerrando el acceso a las vías respiratorias subglóticas. Durante la respiración, el orificio de la glotis está abierto; durante la **deglución,** está cerrado por la epiglotis. Interviene sobre todo en el momento de la inspiración.
— una función de producción de sonidos. Su papel **fonatorio** es muy importante, aunque no vital.

La orden cerebral de la laringe es también la de la inspiración (cerebro femenino frontal izquierdo).

Órganos afectados

Laringe, tráquea. Cuerdas vocales, mucosas, músculos, tráquea.

La vivencia biológica conflictiva

La tonalidad central es *social, relacional.*

CONFLICTO DE PÁNICO ANTE UN PELIGRO COMPLETAMENTE INESPERADO, QUE NOS CORTA EL ALIENTO.
Aterrorizado, asustado.
Aliento cortado.
«Tengo miedo y utilizo la potencia de mi voz: es el grito».
«¡¡¡¡¡¡¡Tengo que gritar!!!!!!!».

Memoria de estrangulamiento. Ahorcamiento.

Tráquea:
Miedo profundo, más íntimo, femenino: el peligro ha entrado más profundamente en uno mismo.

En las personas zurdas: La tonalidad no es el pánico, sino la **amenaza en el territorio** (*véase* los bronquios).

Las patologías de la laringe están relacionadas con una reacción **femenina,** ya que un individuo masculino enseguida pasaría a la acción, al ataque.
En la mujer, la agresividad se traduce normalmente de forma verbal. En el hombre, la agresividad será física.

Sentido biológico

La laringe es, por excelencia, el órgano de la comunicación, de la expresión, de la manifestación de quién soy, de lo que quiero, de lo que siento, en una palabra: de lo que vivo. Me permite sentirme en relación, escuchado, comprendido, o sea, extender la comunicación en todos los casos. En situación de peligro, la niña pequeña grita, chilla, pide auxilio, es la posibilidad inmediata de alertar, de llamar la atención, de conseguir atraer la protección de papá y mamá, por ejemplo. Escuchar la voz de mi madre me permite también sentirme seguro; mientras la escucho hablar, quiere decir que está ahí, cerca de mí, que puede protegerme si lo necesito, intervenir en todo momento. Y, sobre todo, si habla de mí, es que soy importante, que sabe que estoy ahí, que puedo necesitarla, entonces me siento seguro. Por el contrario, cuando el peligro está cerca, porque un depredador aparece, no hay que hablar, para no llamar su atención; el **mutismo** me salvará. Se trata de disminuir la entrada de aire para no ser descubierto, no hay que emitir sonido, hay que hacerse el muerto (*véase* «Área de Broca»).

La imagen metafórica es la gallina que cacarea continuamente para atraer a sus polluelos, para que se sientan seguros. Sin embargo, aislada, asustada, puede esconderse en el fondo del granero sobre sus huevos, silenciosa, y pasar así desapercibida.

> **Punto pedagógico: La etología**
> En descodificación biológica, a menudo, ilustramos nuestras hipótesis con comportamientos de animales: el delfín para los alvéolos, el gorila para los bronquios, el conejo para la piel, *et caetera*. **El objetivo es pedagógico, ilustrativo.**

¡De ninguna manera pretendo que todos los gorilas desarrollen bronquitis o las perras cistitis! Pero es apasionante y curioso observar cuántos de nuestros animales hablan de nosotros, de nuestros comportamientos, de nuestros tics, de nuestras emociones escondidas. Es como si el arca de Noé se encontrase en nuestro interior, bajo el diluvio de nuestras emociones, intentando, bien que mal, mantenerse a flote sobre el manto líquido de nuestro inconsciente en movimiento, imprevisible. Nuestro inconsciente que sólo aspira a la paz.

Por ejemplo, la jirafa y su largo cuello están biológicamente asociados a la función de la glándula hipófisis, que produce una hormona responsable del gigantismo. La vejiga está vinculada al comportamiento de numerosos animales como la leona, que moja las fronteras de su territorio con su orina, con el único objetivo de marcar los límites para que nadie las atraviese. ¡Realidad, emociones, comportamientos que observamos igualmente en ciertos humanos con cistitis y fronteras no respetadas!

Por este motivo, la laringe me hace pensar en la gallina a la que escuchamos en los corrales de nuestras granjas y de los terrenos del mundo entero, animal internacional, si puede decirse. Sin embargo, y al mismo tiempo, animal temeroso.

Síntomas

Parálisis de los músculos de la laringe y de los músculos respiratorios, dolores, dificultades **inspiratorias,** sensación de peso en el pecho debida a la parálisis de los músculos inspiratorios, parálisis de las cuerdas vocales, voz modificada, voz ronca, afonía, disnea, pitido al inspirar, edema de las cuerdas vocales, laringitis, traqueítis, falso *crup* (ahogo nocturno), tos ferina, pólipo y tumor de las cuerdas vocales, edema de Quincke, ausencia de menstruación.

Crisis épica

Síntomas espontáneos: ataque de tos, espasmos laríngeos, sofocación, cianosis, labios azules.

Ejemplo

Laringitis
El señor X transporta madera del bosque. En el descenso, el cable que rodea la madera salta y le golpea violentamente en la espalda. Pensaba que se iba a partir en dos: durante diez minutos, se le ha cortado la respiración y ha tenido un miedo terrible. Durante varios meses, revivirá el incidente.

Músculos laríngeos

*Los músculos laríngeos son **inspiratorios.***

El punto álgido, el matiz central de la vivencia es **IMPOTENCIA Y PÁNICO.**
«No he podido gritar por miedo».
«Quiero pasar un mensaje, pero es imposible».

Mucosas

El punto álgido, el matiz es vivido en términos de **SEPARA-CIÓN Y PÁNICO.**

«Estoy aterrorizado y solo; nadie me comprende, nadie me escucha».

Ejemplo

Laringitis y tos
La señora X tiene picores en el epitelio intratraqueal y larín-geo: le atormenta la idea de estar **separada** definitivamente de su amiga, que al principio fue su terapeuta.

Cuerdas vocales

Es la asociación de **pánico** y de un conflicto de **identidad sexual.**

Es el sonido de nuestra voz que nos permite identificarnos a nosotros, como a los animales entre ellos. Cada voz es única como una huella, un carnet de identidad, un salvoconducto.

«No me siento reconocido en tanto que ser humano y esto me crea inseguridad».

Afonía

«Tengo que esconderme, tengo demasiado miedo a que me reconozcan y, sin embargo, tendría que llamar, ¡pero es demasiado peligroso!». Es la vertiente de la goma de borrar del conflicto.

Ejemplo

La señorita X va en coche, a la derecha del conductor, cuando éste se sale en una curva. El coche cae al vacío y los árboles amortiguan su caída. Sólo la joven logra salir del vehículo. Llega a una casa sin poder articular palabra. Se queda sin voz durante varios días, hasta que se le pasa la emoción.

Tumor en las cuerdas vocales

Tumor a costa de la mucosa:
Encontramos aquí la conjunción de tres vivencias: separación, pánico, tener que gritar.
«Me es imposible dar ese grito, por miedo a encontrarme solo, separado de...».
«Mientras que estoy separado del otro estoy en peligro y esto me atemoriza».
Miedo a no poder gritar, decir, responder a un peligro o a un ataque.
Los pacientes afectados, a menudo, son personas sensibles a los ruidos.

Podemos encontrar en la memoria familiar el grito que mata o corre el riesgo de matar.

> **Tumor a costa de los músculos de la laringe:**
> Ídem, pero se añade un miedo a no poder defenderse (es decir, impotencia).

Ejemplo

Tumor de laringe
El señor X sigue en coche a su hija, que ha bebido demasiado alcohol. Ve el coche de su hija precipitarse fuera de la carretera y dar tres vueltas; se queda sin respiración; quiere pedir ayuda, pero no puede.

Disnea laríngea

Véase más adelante en «asma».

Tos ferina

Es una patología que se extiende de la nasofaringe a los bronquiolos.

Es una combinación de la **laringe** y de los **ganglios nobles.** Nos encontramos cerca de las clavículas y del cuello. Esta zona del cuerpo, el cuello, es muy importante, une la cabeza y el cuerpo.

La vivencia biológica conflictiva

«MI INQUIETUD FRENTE A LA MUERTE ES CA-DA VEZ MÁS PROFUNDA».

«No tengo a nadie en quien apoyarme en un ambiente de inseguridad».

«Nadie en quien apoyarme...»: estamos en el contenido conflictivo de los ganglios nobles (ganglios en el cuello; ganglios nobles, ya que protegen los órganos nobles del cuerpo: cerebro, corazón, pulmones).

... «en un ambiente de inseguridad»: miedo = la laringe.

La descodificación de los ganglios nobles es: «desconfío de mi cuerpo». Son los ganglios los que están presentes para proteger mi conciencia, mi cerebro, mi identidad, mi cabeza, de ese cuerpo que puede enviarme la enfermedad, el sufrimiento, la muerte. (Véase descodificación de la hematología – inmunidad).

Ejemplos

El padre se marcha y el hijo desarrollará la **tos ferina.** «No puedo apoyarme en mi padre». Clima de inseguridad, de peligro.

La señora X dice: «Tengo un **dolor en el cuello,** se inflama aquí –como los sapos . No me quiero meter mucho en cuestiones médicas. No tengo padre. Tuve un progenitor, pero eso es todo. Y es cierto que durante ese período, mi madre se apoyaba más bien en mí y no al contrario. Estaba enferma. Y yo, a los once años, asumí muchas cosas en ese período tan difícil». Era muy duro para mi madre.

Ronquera, tos ferina

Una niña pequeña se da cuenta de que un ladrón entra en su casa. Quiere gritar, pero si grita, el ladrón va a descubrirla.

Edema de Quincke

Tumefacción aguda y dolorosa de naturaleza «urticariana», debida a un edema dérmico, que sobreviene de improviso. Prurito intenso. Puede afectar a la mucosa laríngea y obstruir las vías respiratorias superiores provocando una disnea laríngea.

La vivencia biológica conflictiva

«HACERSE EL MUERTO».
Ambiente de terror.
Estamos en presencia de una gran goma de borrar y de una doble contradicción: hay que hacerse el muerto para sobrevivir.

A menudo, se trata de un conflicto del bebé en el útero, o en la historia de los padres: ¿qué sentido tiene no moverse? ¿Cuál es el inconveniente de moverse? ¿Para quién? ¿Para el bebé en el vientre? ¿Un conflicto en la historia de los padres? Si la madre no se mueve, ¿qué sentido tiene? Si se mueve, ¿cuál es el inconveniente para ella o para los

---

otros? Si el padre se mueve, ¿qué sentido tiene? Si no se mueve, ¿cuál es el inconveniente o lo que está en juego?

Memoria de haber tenido la muerte en directo, en un medio aéreo y, para salir del apuro, hay que tener la pinta de un cadáver; si el depredador no es un carroñero, salimos de ésta.

El cuerpo desarrolla edemas e inflamaciones, así pues, podemos buscar lo que la persona intenta *resolver* o incluso **cuál es el motivo de su rabia.**

Hipofaringe = faringe inferior

Se encuentra entre la laringe y la faringe.

Síntomas

Tos nerviosa, de las vías altas. Voz ronca. Afonía.

La vivencia biológica conflictiva

EL MENSAJE NO PASA Y HAY QUE HACERLO PASAR A TODA COSTA.
Se trata de hacer pasar el mensaje hablando, porque se trata de la faringe; mientras que para la laringe, se trata de gritar.

Ejemplos

Una persona que se reprocha cometer errores hablando. Siempre está ronca, pierde su voz, y se cansa hablando.

La señora X tiene un **manto en la laringe,** su vivencia es: **«Protejo a los demás de mis palabras agresivas».**

La señora X tiene una **parálisis parcial** de la laringe, y su voz está debilitada. Su vivencia es: **«Pavor frente a su marido violento».**

Tráquea

La vivencia biológica conflictiva

La tonalidad central es *social, relacional.*

«HE SUFRIDO UNA SITUACIÓN ESPANTOSA SIN PODER REACCIONAR, ESTOY PETRIFICADO».
La vivencia conflictiva se parece a la de la laringe, con matices:
— Miedo frontal e impotencia.
— Tonalidad cercana a la tiroides (4.º estrato).
— Impotencia para tomar mi espacio de vida.
— Doble vivencia: separación + asfixia.
— «No puedo tragar el oxígeno, la vida».

Tartamudeo

(Véase «Área de Broca» – Neurología).

La vivencia biológica conflictiva

«HAY UN DESFASE ENTRE MI RITMO Y EL QUE ME IMPONEN, Y ESTO EN UN AMBIENTE DE INSEGURIDAD».
Por ejemplo, mamá quiere que todo esté terminado antes de que haya podido empezar. Quiero hablar deprisa y, a la vez, ir a mi ritmo».

«Freno porque hablar es peligroso».
Urgencia para reaccionar y pánico.

BRONQUIOS

El conflicto del *gorila* que quiere impresionar al intruso.
Conflicto del *quejica*.

Es el momento de la **espiración.**

Órganos afectados

Músculos y mucosas de los bronquios y de los bronquiolos.

76

La vivencia biológica conflictiva general

La tonalidad central es *social.*

CONFLICTO DE AMENAZA EN EL TERRITORIO ESPACIAL.

Conflicto de miedo por su espacio.

Conflicto de amenaza de pérdida de territorio.

Conflicto de amenaza en la pareja.

El territorio está amenazado; el peligro es latente, se acerca.

El enemigo aún no ha irrumpido, pero el peligro es, sin duda, inminente, el joven gorila aún no ha invadido el territorio del anciano gorila, sólo es una amenaza.

Amenazas en el territorio. Hay un peligro que se acerca al territorio, vivido en términos respiratorios. Es en mi espacio de libertad. No es vital, no es el miedo a la muerte como en el caso de los alvéolos. Aquí se trata del 4.º estrato: amenazan mi espacio. Tengo una hermosa casa, y van a construir una autopista justo en medio de mi propiedad. O, soy secretaria, estoy bien en mi oficina y tengo miedo que me trasladen a otro lugar.

Es el miedo de ser «impedido» de evolucionar en su territorio.

Quiero agrandar el territorio, **a cien por hora,** para poder entrar en relación aún más, por ejemplo.

Necesitamos más espacio para nosotros mismos (conflicto del **fumador).**

Riñas (riño cuando ya no puedo adaptarme más).
Ya no toleramos nada.
Son personas que no soportan los reproches y que se les acerquen.
Imposibilidad de refunfuñar.

Queremos impresionar a los demás.
Queremos agrandar la cavidad de resonancia (conflicto del **mentiroso,** del manipulador).

«Quiero eliminar la pena».

✳

Para las personas **ZURDAS:** conflicto de pánico (*véase* «Laringe»).

✳

Este conflicto puede ser de dos naturalezas diferentes: **sensitiva o motriz.**
La forma sensitiva del conflicto de miedo por el territorio se manifiesta con una neumonía. La forma motriz de ese conflicto afecta a la musculatura bronquial y se llama asma.

✳

Puede tratarse de un conflicto cara a los hijos, es decir, **el equivalente de la mama izquierda** de la mujer diestra. La vivencia biológica femenina es: «Mi dulce nido», la vivencia biológica masculina es: «Mi territorio es mío».

En el caso del **hombre masculino,** el conflicto suele provenir del trabajo (oficina, fábrica, asociación deportiva, consejo municipal, etc.).

En el caso de la **mujer masculina,** el conflicto suele venir de la familia.

Los bronquios corresponden a un conflicto de sensibilidad esencialmente **masculina** (hombre o mujer masculina).

Si domina el elemento **miedo,** o si el problema está en la relación **madre-hijo,** el bio-shock descodificará más bien el **bronquio izquierdo.**

Si domina el elemento **territorio afectivo, espacio,** o si estamos en presencia de una dificultad de **pareja,** descodificará el **bronquio derecho.**

Las **glándulas mucosas** presentes en los bronquios están controladas por el tronco cerebral (1.er estrato de la biología): **«Estoy asfixiado** por el dióxido de carbono, por el polvo, la muerte, la madre…» (*véase* «Alvéolos»); su función es atrapar el polvo. Esta cinta transportadora de vellosidad vuelve a llevar a los intrusos no deseados al exterior. ¿Qué es lo que estoy vivenciando como intrusivo, hostil?, ¿qué es lo que me está ahogando en mi espacio y me pone en peligro? Es una agresión.

Ejemplo

Bronquitis monstruosa

La señora X está cansada debido a la quimioterapia, y tiene que cuidar a su nieta que es una presuntuosa, siente **pavor.** Finalmente, al cabo de unos días, se da cuenta de que todo está yendo bien; entonces, aparece una grave bronquitis con fiebre (inhibida por los antibióticos) y una recidiva del conflicto: la fiebre le crea **pánico.** La señora X es **zurda.**

«¿Voy a ser capaz de cuidarla, de ser una **buena abuela?**», se pregunta. Cuando lo soluciona, se forma un gran edema en la motricidad del **hombro derecho.**

Punto pedagógico: El portal de entrada en biología

¡Un portal! ¿Qué querrá decir esto exactamente?

La mayoría de las veces, cuando se hace un diagnóstico médico, el terapeuta, que no es médico, se detiene en el aparato enfermo, el órgano. Ejemplo: Tienes un problema de bronquios y, mirando la descodificación general, leemos: «*amenaza en el territorio*». Si se trata de un problema cardíaco: «*pérdida de territorio*», y si se trata de un problema de piel (epidermis): «*separación*». Todo esto es **reductor.** Hay mucho más, y muchísimas más enfermedades de piel, de corazón y de bronquios. Si todos los problemas de la epidermis son conflictos de separación, ¿por qué hay tantas enfermedades diferentes? ¿Qué tienen en común una bronquitis y una dilatación de los bronquios? Nada, o muy poco: esas dos enfermedades afectan a los bronquios. Mientras la primera se cura generalmente sola, la segunda raras veces sigue ese proceso y raramente se cura espontáneamente.

La **pregunta biológica** que debemos hacernos es: «**¿cuál es la parte** del órgano afectado por el síntoma?».

Efectivamente, el *shock,* para **entrar en biología** y producir un síntoma, ¡pasa por una puerta! Y esta puerta tiene tres partes, como un portal.

Una de esas partes es el aparato general y el órgano afectado por la enfermedad (respiratorio y bronquios, por ejemplo).

El segundo es el tejido específico en ese órgano (en los bronquios, por ejemplo: los nervios motores, lo que provoca el asma, o las glándulas mucosas, lo que provoca una bronquitis grasa).

La tercera parte puede ser por defecto o por exceso. Dilatación de los bronquios: por defecto; tumor de los bronquios: por exceso.

Aplicación:

El señor X tiene un problema de bronquios. Es cierto que puedo suponer un conflicto relacionado con el espacio, ¿pero qué parte de los bronquios?

Los **nervios motores:** Esta parálisis o trastorno crea broncoespasmos y se llama asma. El conflicto es, pues, un conflicto **respiratorio y motor.** La asociación de las dos vivencias nos permite obtener la frase siguiente: «**Me siento impotente para conseguir un espacio, y rechazo el territorio que se me impone**».

Ejemplos:

El señor X, francés de Argelia, desarrolla su asma al llegar a Francia, separado definitivamente de Argelia y en contacto impuesto con Francia.

La señora X tiene un problema de bronquios, ¿en qué parte? Un ganglio linfático. Esta vez se trata, pues, de un conflicto **respiratorio e inmunitario**. La frase conflictiva se convierte en: «**En mi espacio de seguridad, tengo que defender mi "yo" de mi no-yo**,» el sistema inmunitario tiene la función de protegernos del extraño.

La señorita X ha empezado su patología después de que su padre la besara, forzándola, en los labios.

El niño X tiene un problema en los bronquios. ¡Bien! Pero, ¿en qué parte? La mucosa desarrolla una bronquitis. **Respiración y contacto,** de ese hecho, la frase conflictiva se convierte en: «**conflicto de separación vinculado al espacio**». Este niño tiene miedo, se siente amenazado de perder el contacto con su mamá cuando llegue la vuelta al colegio.

Podemos volver a retomar todas las enfermedades siguiendo la lectura del portal de entrada en biología.

Ejemplos de conflictos y de síntomas «digestivo y respiratorio»:
El señor X eructa, desarrolla aerofagia, tiene gas en su estómago: «quiero respirar, oxigenarme de afecto».
«Me come mi espacio de libertad».
El señor X se vomita en los pulmones: «Quiero que se trague sus palabras».

Ejemplos

Tos nerviosa

El señor X tose y le pica la garganta. Tiene miedo a la enfermedad (ganglios nobles en el cuello). A la edad de ocho meses, está en el hospital y le toman una muestra de sangre de la arteria carótida del cuello. Su madre tiene mucho miedo, está preocupada y tiene que sujetarlo. No quiere hacerlo, pero lo tiene que hacer por su salud. A los dos años, su madre sufre un accidente delante de él, la cabeza cubierta de sangre, tiene que ir al hospital. A los seis años, un amigo muere de una enfermedad. Él desarrolla una tos nerviosa, su vivencia es: «en el futuro me faltará espacio de seguridad».

Portal

«en el futuro»: nervio,
«me faltará»: separación, o sea, mucosa,
«espacio»: respiratorio,
«de seguridad»: inmunidad.

Pulmón necrótico epidermoide adenoide mucosecretante

La señora X vive un conflicto con sus hijos que «la tienen hasta las narices»;[1] vive cerca de ellos y quieren verla más; tiene un conflicto permanente con dolor en los bronquios desde hace años.

Enero: un traslado la conduce a la curación.

Marzo: escupe sangre (crisis épica: crisis lítica).

---

1. El autor hace un juego de palabras con la expresión «me tienes hasta las narices» que, en francés se traduce como *«Tu me pompes l'air!»*, literalmente, «me chupas el aire». *(N. de la T.)*

Sentido biológico

En caso de disputa, de conflicto de frontera, queremos intimidar a la otra persona y damos gritos de guerra. En espiración, vamos más lejos para permitir disuadir al adversario que nos amenaza; conocemos, por ejemplo, los cantos de los guerreros antes del combate (maorís). Es una reacción agresiva y que disimula el miedo masculino...

Cuando aparece un rival, el gorila saca el pecho y se lo golpea para impresionar a los demás; cuanto más dilata sus bronquios, más grave es la resonancia sonora. Después muestra sus colmillos, muestra su agresividad y aprieta los dedos y los puños. Quiere impresionar al otro; es su estrategia intimidatoria para disimular su propio miedo. Es un mentiroso.

La dilatación de los bronquios permite un mayor aporte de oxígeno; la persona se siente asimismo más en contacto con el aire ambiental, la atmósfera. «Estoy privado de espacio en el exterior, así pues, voy a hundir mis bronquios para, de esta manera, sentirme permanentemente dentro mí». Es el caso de los cetáceos, por ejemplo.

Síntomas

Tumor, dificultad **espiratoria** (expiatoria), pitido, atelectasia (hundimiento de uno o varios lóbulos del pulmón cuyos alvéolos ya no están ventilados, pero continúan siendo irrigados), bronquitis, bronconeumonía.

Mucosas de los bronquios

La vivencia biológica conflictiva

MIEDO A ESTAR SEPARADO, A PERDER EL CONTACTO CON EL PROPIO ESPACIO.
Hay separación y territorio, lo que afecta a la zona sensorial de los bronquios, la mucosa de los bronquios.
Si además existe el deseo de **retener,** se asocian problemas coronarios.

Ejemplos

Bronquitis crónica

El señor X ha desarrollado un conflicto bronquial recurrente porque su hijo no hace nada en clase. Esto le provocaba un gran temor de cara a su futuro. Desarrollaba una recidiva cada vez que la situación escolar era desfavorable. En su caso, el territorio era el futuro de su hijo, y la amenaza estaba relacionada con el futuro de su hijo.

Empujar las paredes

En cuanto la señorita X llega a una habitación, su reflejo automático, inconsciente, es mirar el espacio de la habitación y controlar dónde están las aperturas (puertas y ventanas) y, sobre todo, verificar si puede abrirlas. Si la habitación es demasiado pequeña, tiene ganas de empujar las paredes: desarrolla huecos en sus bronquios. Cuando sufre una bronquitis, tiene miedo y de aquí que le falte el aire; esto es un conflicto **autoprogramado.**

Tumor en los bronquios

El señor X trabaja desde hace veinte años en el mismo sitio con los mismos clientes y, por primera vez, puede perder un encargo. Siente esta amenaza en lo más hondo.

El señor Z tiene un puesto en una empresa vinculada a una sociedad americana; tiene miedo a que lo despidan.

El señor G tiene una hija de veinte años y un joven italiano muy atrevido no para de provocarla. Siente la amenaza de perder a su hija, su territorio, su espacio de juventud. Efectivamente, la hija se va con el joven, con una mochila como equipaje, durante dos años. Vuelve con un hijo.

Tos bronquial

La señora X tiene a su hijo amenazado por la enfermedad, ya que una epidemia de sarampión hace estragos en su clase.

Dilatación de los bronquios

El señor X tiene un hijo disminuido psíquico; todos los años pasa lo mismo: le rechazan en el colegio y enseguida la misma pregunta: «¿dónde será escolarizado mi hijo?», con la angustia de que no encuentre nada, de que no haya ninguna plaza para él. Vivencia de **miedo a que no tenga su espacio de escolarización.**

Músculos de los bronquios

Parálisis de los músculos espiratorios; dificultad para espirar.

La vivencia biológica conflictiva

MIEDO A NO PODER REACCIONAR: HUIR O ATACAR, IMPOTENCIA.
«¿Qué dirá la gente?».

«¿Para qué vivir? Quiero reunirme con un muerto.

Broncoespasmos:
Impotencia para hacer que la vida se quede en los pulmones.

Células caliciales de los bronquios con mucosidad

La mucosidad permite conducir un cuerpo extraño hacia el exterior.

Angustia de asfixiarse por imposibilidad de drenar el cuerpo extraño.

Linfangitis carcinomatosa pulmonar

Pánico a morir por no poder drenar una información.

Adenocarcinoma intrabronquial de las células caliciformes

Miedo a morir.

Tos seca

La tos seca puede ser el síntoma de un espasmo de la musculatura bronquial, comparable al que se produce en un «digestivo» cuando la musculatura estomacal reacciona a un cuerpo extraño.

La vivencia biológica conflictiva

«RECHAZO AL INTRUSO, AL EXTRAÑO, A LA AUTORIDAD».

«No acepto...; rechazo; no soporto…:
— el humo del tabaco,
— a los demás,
— restricciones en mi espacio,
— este tipo de intercambios,
— etc.».

(*Véase* ganglios nobles: miedo a la enfermedad, mi cuerpo es peligroso).

Ejemplo

El lenguaje te compromete[2]

La señora X **tose** desde hace diez años. En la segunda sesión, me dice: «La última vez, tomamos una **dirección equivocada,** nos **confundimos** de conflicto». ¿A qué se refiere? ¿A quién no ha podido decirle eso?

Su primer conflicto: se entera por teléfono de que su marido la **engaña.**

Se niega a aceptarlo, incluso veinte años más tarde; en aquella época, incluso, lo volvió a acoger en casa, no se divorció. Lo vuelve a aceptar pero no completamente, **aspira** a ese territorio familiar, afectivo, pero tose (rechaza) una parte, porque él ha tomado una **dirección equivocada.** Hace diez años, ella está en África, muy mal, separada de su marido, perdida, tiene la sensación de haber tomado una **dirección equivocada** (córticosuprarrenal); se siente insegura, tiene miedo, y teme no poder hacerle frente. Se bloquea prematuramente con la idea de cambio, de novedad.

Bronquiolitis

O broncoalveolitis.

---

2. El autor juega con dos palabras que tienen la misma fonética y sentidos diferentes, que interrelaciona: *le langage l'engage* (el lenguaje te compromete). Lo que en castellano sería, metafóricamente, «el pez muere por la boca». *(N. de la T.)*

La vivencia biológica conflictiva

MIEDO, ANGUSTIA EN LO MÁS PROFUNDO DE UNO MISMO. POR EJEMPLO, LA PERSONA QUE DEBE DARME SEGURIDAD, TRANQUILIZAR-ME, ELLA MISMA ESTÁ ANGUSTIADA; POR LO TANTO, DESPRENDE ANGUSTIA.

Se trata de un miedo, de una amenaza más profunda que los bronquios, que puede ir hasta el sentimiento de muerte inminente. La amenaza es más íntima, puede venir de la madre: el hijo está siendo protegido por alguien que sufre angustia. Es un contrasentido absurdo.

Miedo que viene de la madre, miedo a que su hijo muera. Algunas madres de asmáticos o con insuficiencias respiratorias dicen:

«Lo he hecho todo por ti». Me ahogaba por ti... y es el hijo el que se ahoga.

Pánico a morir por asfixia (1.ᵉʳ estrato) en un contexto de pelea territorial (4.º estrato).

Confrontación del niño con los primeros miedos de separación, y de los padres del niño con su miedo a la enfermedad y a la muerte.

La vivencia es muy parecida a la que se sufre en la enfermedad de la mucoviscidosis, pero desde luego menos grave, la muerte está más lejos, vamos más lentos.

El **sentido biológico** es de «almacenar un volumen de aire mayor, de frenar la expulsión de aire».

Punto pedagógico: Coherencia entre la vivencia expresada por el hijo y la expresada por los padres

He observado a veces una forma de lógica, de coherencia entre el comportamiento del hijo y el de la madre en particular.

Ejemplo: Un niño está aterrorizado con la idea de ir al colegio y su madre intenta tranquilizarlo: «Irá muy bien, no voy a olvidarte, no te vas a morir, no es grave, no vas a estar solo al fondo de la clase con una maestra sádica que no te dejará ir a hacer pipí, y además, si se burlan de ti, pues yo estaré ahí, ya verás…». Bastante a menudo la madre habla de sus experiencias inconscientes, olvidadas la mayoría de las veces y, desgraciadamente, es lo que transmite a pesar de ella, sin darse cuenta. Y es, sobre todo, lo que el niño escucha, siente, percibe. Y es a eso a lo que el niño va a reaccionar: no al discurso de los padres, sino más bien a su vivencia, a lo que no puede decirse a sí mismo ni confesarse a sí mismo. ¿Por qué? Para estar en relación con su madre. Sí, no hay nada más importante para un niño que estar con mamá, relación de supervivencia y de amor que le hace vivir.

Por ello, se sitúa en coherencia con ella: si mamá tiene miedo, el hijo se pone en peligro. Esto legitimiza su miedo. O incluso el hijo puede tener miedo de todo y no hacer nada para no correr ningún riesgo: ningún deporte, ninguna salida…

Pienso en una adolescente fracasando en todo. Su madre se culpabilizaba de haberla educado mal, de haberla desatendido desde su nacimiento. La hija vive enfrentada a ese proceso. Y su síntoma parece decir: «Tienes razón, mamá, de pensar lo que piensas, de sentir lo que sientes».

Cambiar la lógica de la madre y de la hija, para continuar comunicándose entre ellas, ¡la obliga a cambiar!

Punto pedagógico: El problema ha entrado más o menos en mí

Existen numerosos estratos respiratorios con una vivencia y un sentido biológico común: miedo. La diferencia está en el compromiso, la penetración del problema que se vive como estando más o menos profundamente en nosotros. El peligro puede ser vivido en ese *crescendo,* ese muestrario de color va del claro al oscuro:

— El problema es exterior, el peligro merodea, se acerca, pero no está en mí, todavía no, pero me huele mal: **olfato.**

— El peligro está en la puerta, intenta penetrarme, quiero echarlo fuera: **mucosidad en la nariz y estornudos.**

— El peligro va más lejos, ¿cómo protegerme? ¿Con quién contar?: **vegetaciones.**

— El peligro quiere entrar, ¿qué camino tomar, cuál es la buena elección?: **faringe, caminos equivocados.**

— El peligro es agudo, violento, hay que reaccionar, estoy aterrorizado, necesito ayuda: **laringe.**

— El peligro va más lejos aún en mi intimidad: **tráquea.**

— La amenaza es concreta, conocida, me quieren quitar mi libertad, mi espacio, mi territorio, tengo que atacar o defenderme: **bronquios.**

— La amenaza es íntima, cerca de mi espacio vital, ahí donde soy más frágil, más vulnerable: los **pequeños bronquios o bronquiolos.**

— Intensidad máxima, porque es mi vida misma la que está amenazada, mi supervivencia: **alvéolos.**

Podemos tener el mismo razonamiento con las otras partes del cuerpo humano: el pedazo de comida está más o menos comprometido conmigo mismo.

— Quiero comer, alimentarme, estoy hambriento, el pedazo de pescado está en mi plato, pero, desde luego, todavía tengo hambre; esta carne está, tal vez, echada a perder, pueden quitármela, etc.

— El pedazo está en mi boca, pero puedo escupirlo, pueden quitarme el pan de la boca.

— Lo trago, pasa a mi esófago, después a mi estómago y a continuación al intestino.

En cada etapa, el pedazo va más lejos, pero no es todavía mío, utilizable, digerible, integrado y luego utilizado. No será mío o biológicamente YO hasta que se encuentre en mis células. Incluso en la sangre, puede ser eliminado por los riñones.

Gripe

La vivencia biológica conflictiva general

Sin fiebre: Una pelea con aquel, aquella o aquellos que comparten mi espacio.

Con fiebre: Además, necesidad de calor, de afecto, de presencia, y es imposible.

Con escalofríos: Esta relación es una alternancia de calor y frío (S. Sellam).

Pelea, tomarla con alguien.

Bronquiectasia

Se trata de una dilatación de los bronquios.

Conflicto de amenaza en el territorio, pero en situación de sumisión al orden establecido.

Mucoviscidosis

Espesamiento de la mucosidad que conduce a la obstrucción de los bronquios.

La vivencia biológica conflictiva

La tonalidad central es *arcaica*.
Bronquios 1.er estrato: miedo a morir asfixiado.

HAY QUE FRENAR, RETENER E IMPEDIR QUE ESTO RESBALE.
Hay que espesar el líquido.
Tengo que impedir que la muerte entre en mí.
Esto ya no tiene que resbalar hacia la muerte.
Hay que frenar, apuntalar sobre los cuatro miembros para sobrevivir (como con la coagulación: hay que taponar los vasos para detener la hemorragia).
Angustia de muerte.
Hay que retener el último aliento el mayor tiempo posible.

Frenamos por las secreciones que se espesan, por los músculos, ya que al fin se encuentra la muerte.

En este contexto de miedo a morir, esto no tiene que resbalar: quiero ralentizar la caída, la muerte, el movimiento.

Es un problema genético, es decir, hay que buscar el *shock* en la historia familiar.

Ejemplos: Problemas de inmersión, riesgos de ahogamiento.

Pistas para explorar prudentemente:
Amenazas innobles en el territorio.
Conflicto con el esperma, la felación: «Hago tapón para no tragar».
«Coloco un tapón de mucosidad, de esta forma no vendrá a matarme los pulmones».

Ejemplos

Caída escalando
Haciendo escalada, un hombre ha resbalado y ha estado a punto de morir. Ha podido agarrarse en el último momento: «Hay que impedir que esto resbale; hay que frenar el movimiento de la vida para seguir vivo». Y su hijo ha desarrollado una mucoviscidosis.

Viernes 13
Muy supersticiosa, una mujer temía dar a luz un viernes 13. Quería retener a su hijo hasta el 14. Apretaba, ya que sentía

un miedo enorme. Y el pequeño nació con una mucoviscidosis. Hay que impedir que esto resbale, que esto pase.

❑ ❑ ❑

ASMA Y DISNEA LARÍNGEA

El conflicto del *recién nacido* que llega a un mundo, a la vez, hostil y vital.

El conflicto del *francés de Argelia* repatriado a su pesar.

Órganos afectados

Músculos y nervios motores de los bronquios.
Músculos y nervios motores de la laringe.

Hay dos clases de asma:
— **Asma bronquial: Dificultades en la espiración.**
— **Disnea laríngea (laringe o tráquea): Dificultades en la inspiración.**

Asma bronquial

*El asma es la dificultad de respirar en la espiración, una disnea espiratoria (¡expiatoria!), sólo podemos contraer los bronquios con esfuerzo. Y, en ese caso, **el aire, al menos, ha de poder entrar; ésa es la prioridad.***

Para encontrar la tonalidad, el matiz conflictivo, siempre hay que apoyarse en la fisiopatología de una enfermedad.

¿De qué se trata en el caso del asma? De un problema de nervios que provocan espasmos de los músculos respiratorios (a menudo, se añade un problema de mucosas). El cerebro da dos órdenes a los nervios que dirigen a los músculos: **abrir y no abrir.**

En el portal de entrada en biología, encontramos dos entradas: neurológica y respiratoria. ¿Cuál es el posible conflicto a partir de estas observaciones? Es como una esclerosis múltiple vivida de manera respiratoria, es una doble dificultad. El cerebro da la orden de abrir y cerrar; para la esclerosis múltiple, el cerebro da, por ejemplo, una orden muy fuerte de ir a derecha e izquierda al mismo tiempo.

En los asmáticos, el espacio que quieren es imposible, prohibido (los franceses de Argelia que dejan Argelia, por ejemplo), y se les impone ir a un lugar que rechazan (el apartamento que tengo en Francia, no lo quiero).

En la enfermedad asmática, el cerebro da la orden, por los nervios, a los músculos de los bronquios **de abrirse al mismo tiempo:** «Quiero este espacio de libertad, de comodidad…, que me es negado, me prohíben o simplemente es imposible», **y de cerrarse:** «No quiero este espacio que me es impuesto, espacio viciado, apestoso, molesto, ruidoso, lleno de dificultades…».

La vivencia biológica conflictiva

La tonalidad central es *social*.

**«ASPIRO A UN ESPACIO QUE ME ESTÁ PROHI-
BIDO TENER Y ME IMPONEN UN ESPACIO QUE
NO QUIERO TENER».**

«No quiero apropiarme del espacio que me rodea».
«Prefiero mi aire al de los demás».
«Deseo lo que no está y rechazo lo que está».

**ASMA ACOMPAÑADA DE BRONQUITIS PRO-
DUCTIVA (FLEMAS)**
Cuando el asma es productiva, el sujeto tiene una vivencia complementaria: **el miedo a morir, el miedo a que le
falte el aire por asfixia** (*véase* «Pulmones»).
Para el cuerpo, hay que liberar a los bronquios de una
obstrucción. Son las glándulas mucosas de los bronquios
las que producen más mucosidad con el fin de expulsar
lo que le ahoga, son sus funciones: evacuar el polvo, los
cacahuetes, la amenaza de muerte…
A veces, es la misma crisis de asma la que provoca este
miedo a morir ahogado y la crisis de asma se mantiene
por el miedo a que el aire no llegue (conflicto autoprogramado).

Asma seca:
Conflicto en los músculos bronquiales sin participación de la mucosa.

Un conflicto suplementario y frecuente es: **«Quiero mostrar que estoy vivo».** Efectivamente, el hecho de respirar ruidosamente, incluso si, por algún lado, esto angustia o molesta, por otro lado, biológica e inconscientemente, tranquiliza: «Mientras respiro, es que estoy vivo, y mostrándolo ruidosamente al otro, le digo que estoy vivo».
Así, una mujer da la luz a un niño muerto. Llega un segundo embarazo y tiene miedo de que el nuevo niño también muera. Para su cerebro inconsciente, biológico, el hecho de escuchar la respiración de su hijo le indica que está vivo. Ahí es donde está el **sentido biológico.** Una madre que ha tenido un hijo muerto al nacer, en cuanto tiene otro hijo, está alerta para ver si respira y si respira ruidosamente. Hay que escuchar la respiración del otro, o su propia respiración para saber que estamos vivos. Cuando respiro ruidosamente, escucho mi aliento, me oigo respirar y eso me tranquiliza.

Existen dos clases de asma. Asma bronquial: dificultades en la espiración. Disnea laríngea (laringe o tráquea): dificultades en la inspiración. Un conflicto de bronquios más un conflicto de laringe provoca la crisis de asma más importante que existe, es el **mal asmático,** un asma doble, a la vez inspiratoria y espiratoria. Cuando se resuelven los conflictos, el asma cesa.

La crisis de asma puede ser la expresión de la crisis épica del conflicto. Es decir, aunque en curación, el hogar vuelve a ser activo un cierto lapso de tiempo.

Ciertamente, el asma puede producirse en dos momentos: bien durante la fase activa del conflicto, bien durante la corta crisis épica, que es el equivalente de una recidiva corta de la fase activa. El punto álgido de la crisis (como en la epilepsia) se produce durante la crisis épica.

La cortisona alivia el asma. El centro de **control de los corticosuprarrenales, a menudo, se bloquea cuando hay un gran peligro vital.** Entonces, la necesidad de cortisona es enorme, de ahí su importancia en el caso de un edema laríngeo con riesgo de asfixia (los corticoides son medicamentos, utilízalos con prescripción facultativa).

✳

A veces, una persona vive al mismo tiempo un conflicto de miedo y un conflicto de separación; en el momento de la solución del conflicto de separación, aparece un eczema (una dermatosis), con posibilidad de **alternancia: crisis de asma – eczema** (según la actividad conflictiva del uno o del otro). La alternancia tiene lugar porque existen dos conflictos con la solución, a veces del uno, a veces del otro.

Resumen:
«Soy separado del espacio que deseo, soy agredido por el espacio que sufro».
Miedo a la muerte.
«Tengo que mostrar que estoy vivo».
Crisis épica.

Ejemplos

Asma bronquial

Al señor X, cuando era un niño, su madre le prohíbe vivir, debe someterse, no moverse ni hacer ruido. En cambio, sus primos, cuando vienen a su casa, pueden hacer lo que quieren: «¡Toman posesión de mi territorio, lo invaden! Me niego a inspirar su aire; y mi tío fuma». Desde ese día, para él, el tabaco es una intrusión. Cuando hay humo, inmediatamente, sufre un ataque de asma. «Quiero inspirar el aire fresco, que no llega», es decir, estar solo con su mamá, que se ha divorciado.

Asma espiratoria

Una persona obtiene una baja laboral. Debido a los problemas, quiere *cortar* durante algún tiempo con el ambiente profesional y pide a sus colegas que no la llamen. Además, para estar más segura de estar tranquila, descuelga el teléfono. Un día, se olvida de hacerlo y recibe una llamada de teléfono de una colega. Esto le produce un doble *shock* conflictivo: revive el miedo a la gente de su trabajo y, por otra parte, siente de forma profunda que esta colega invade su territorio, sobrepasa sus límites.

Alergias al pelo de los gatos, asma bronquial productiva
El señor X lleva a su gato para someterlo a la eutanasia. En el coche, se pelea con su mujer. Se siente atrapado, como muerto.

Bajo los bombardeos: asma y apnea
La señora X revive una escena del colegio, en Argelia, hay bombardeos, muertos. La esconden debajo de la mesa: «Me ponen en un lugar donde no quiero estar. Soy privada del espacio de libertad que quiero y el espacio que me imponen, no lo quiero». Ese día, en la sesión, la señora X ha empezado a respirar y a decir que era la primera vez desde hacía muchos años que respiraba normalmente. Cuando se fue, todo iba bien. Pero, más tarde, la crisis volvió a empezar. En el curso de otra sesión, se encontraba en el vientre de su madre, tenía miedo a nacer. Cuenta que hubo un bebé antes que ella muerto, asfixiado por el cordón umbilical.

Por otra parte, tenía **apneas del sueño;** hay que «hacerse el muerto», no hay que moverse más. A menudo, durante la guerra, había que hacerse el muerto para que no te mataran.

Punto pedagógico: Comportamiento terapéutico y calibración
En el transcurso de una sesión de este tipo, es preciso que el paciente entre en todas las emociones, que se asocie con su recuerdo, que viva sus emociones sin darles sentido, ni recursos. Sólo tiene que sentirlas.

Con este objetivo, hay que volver a situarle en el momento del *shock,* volver a asociarle con el problema. Es ahí cuando verificamos sus recursos interiores, si no, mantenemos un capricho: «*Si hubiera podido quedarme en Argelia y que la guerra nunca hubiera tenido lugar...*», no hubiera habido asma, ¡claro! Pero hay que situarlo en la realidad, es decir: el barco que lleva a Francia o en el útero con el bebé que murió unos meses antes, etc. ¿Qué siente el paciente? ¿Qué pasa en ese momento? Si aún hay emoción, se introduce dentro, lo asocia a eso, llora, grita. Para mí, el gran recurso es *estar dentro, volver al problema, revivirlo,* acompañado por los buenos cuidados del terapeuta. Esto en los acontecimientos desencadenantes. En los momentos en los que ha desarrollado sus crisis asmáticas, las más recientes, ¿qué pasó justo antes? Cada vez que se angustia, tiene una crisis de asma. ¿Angustiado, dónde, cuándo? ¿A qué hora, en qué sitio? Hay que ser específico.

A continuación, siempre hay que encontrar el bio-shock programado.

En cuanto se ha emprendido el trabajo terapéutico, el cuerpo reacciona, responde, se expresa. Siempre. Es el terapeuta, o el acompañante, quien tiene que darse cuenta, observarlo: es la calibración biológica.

— Si la persona es **respiratoria,** va a soplar, sentir una opresión en el pecho, un nudo en la garganta, una molestia respiratoria, tendrá el soplo corto, o simplemente se encontrará en la imposibilidad de respirar a fondo. Después va a emitir un gran suspiro de alivio.

— Si la persona es **cutánea,** se va a rascar en una u otra parte del cuerpo.

— Si es **sanguínea,** va a enrojecer, a tener calor.

— Si es **renal,** va a tener ganas de ir a orinar.

— Si es **digestiva,** va a eructar o escucharás sus intestinos hacer ruido.

Todos tenemos una manera de estar en el mundo, una manera orgánica, biológica y que es incontrolable y observable. Nos informa directamente del inconsciente, de su actividad, de sus mensajes.

Disnea laríngea

*Disnea laríngea inspiratoria: laringe o tráquea; el aire tiene problemas para entrar, pero **ha de salir a cualquier precio** (hemos de poder gritar). Ésta es la prioridad, la urgencia vital.*

La vivencia biológica conflictiva

La tonalidad central es *social.*

Es el equivalente a una esclerosis múltiple respiratoria. Buscamos en el conflicto el aspecto neurológico y el aspecto respiratorio. En consecuencia, buscaremos un conflicto con ese doble aspecto: el conflicto de la laringe, que es el pánico, y la doble dificultad. Y eso dará paso a la siguiente frase:

«ES IMPORTANTE GRITAR, Y ES PELIGROSO GRITAR». Es a la vez la goma de borrar y el coleccionista, agredido y separado.

«Quiero y no quiero gritar, chillar, pedir ayuda».

En el asma, como en la disnea laríngea, a menudo, está asociado el miedo a morir, entonces el asma es productiva, grasa.

Testimonio

«Esta noche he tenido que aplicarme ventolín a la una, a las cuatro y a las seis de la madrugada, sin lograr que mi disnea laríngea mejorase…, espiraba, me ahogaba, no podía inspirar…, he vuelto a aplicarme ventolín a las siete de la mañana…, sigo aún con mucha dificultad…, vuelvo a aplicarme a las ocho…, y me digo: «Voy a tener que tomar de nuevo corticoides», lo que quiero evitar…, voy al gimnasio a las **nueve** y la profesora había instalado un recorrido con bicicletas, colchonetas, pesos… Una de las bicicletas estaba descompensada y había que pedalear rápido. Le digo a mi compañera: «Es como la bicicleta estática de mi padre»… y en ese momento, ¡maldita sea! Todo pasa en un instante, ¡¡¡me doy cuenta de que **hoy hace nueve años** que mi padre murió!!!, y te aseguro que, de repente, he vuelto a inspirar normalmente… ¡¡¡Es INCREÍBLE, el poder del inconsciente me maravilla!!! Lo descubro cada día en mis consultas y eso me llena de una alegría que quiero compartir con vosotros. Los muertos tienen necesidad de ser acogidos, por lo tanto, cuando vuelvo a casa, pongo la foto de mi padre con una velita encendida en la chimenea y desde entonces me siento ¡¡¡fenomenal!!!».

Ejemplos

Un señor gordo y el avión

La señora X desarrolla una disnea laríngea. Cuando tiene 10 años, abandona África del Norte. Sus padres la ponen en el avión, sola, y le explican: «Tu abuela irá a buscarte al aeropuerto de Marsella». Es la primera vez que no estará con ellos y está aterrorizada. La madre, creyendo que hace lo mejor, la confía a un señor gordito, para ella, en su representación, sinónimo de protección. Él asusta aún más a esta niña. Y cuando, a través de la ventana, la niña ve alejarse el aeropuerto, tiene ganas de pedir socorro, pero el señor quiere estar tranquilo y le dice: «Mucho cuidado, si te escucho gritar, se va a armar».

La señora X desarrolla una disnea laríngea, sus ancestros fueron a la cárcel. Estaban en peligro de muerte.

Algunas observaciones

Para el asma, el orgasmo y los ronquidos:

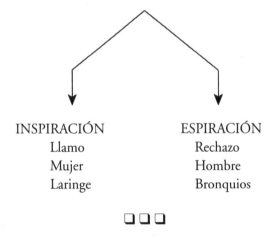

INSPIRACIÓN	ESPIRACIÓN
Llamo	Rechazo
Mujer	Hombre
Laringe	Bronquios

❏ ❏ ❏

PLEURA

Conflicto de la *tortuga* y del *armadillo.*

Órganos afectados

Lámina parietal y visceral de la pleura.

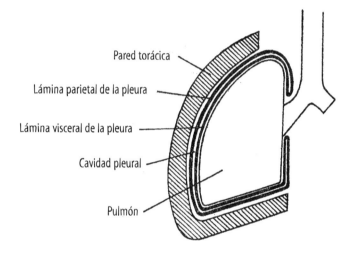

Pared torácica

Lámina parietal de la pleura

Lámina visceral de la pleura

Cavidad pleural

Pulmón

Disposición esquemática de la pleura

La vivencia biológica conflictiva

La tonalidad central es *protección.*

MIEDO A UN ATAQUE CONTRA LA CAVIDAD TORÁCICA.

Por ejemplo: «Tiene un tumor en el pulmón; hay que operarle».

Miedo visceral a lo que sucede en mi pecho.

Miedo a lo que sucede en la caja.

Miedo a que un golpe estropee los pulmones.

Miedo por su caja torácica y por lo que contiene.

Miedo a que el cáncer de mama pase al pulmón.

Miedo a las metástasis torácicas.

Miedo a un ataque contra el pulmón: accidente, asfixia, enfermedad.

Miedo a causa de un dolor en la caja torácica.

Miedo a tener un cáncer de mama.

Pleura **izquierda:** Conflicto del nido interiorizado.

Pleura **derecha:** Drama humano interiorizado, marido, etc.

Los **mesoteliomas** compactos de la pleura:
— Presentan un crecimiento superficial, uniforme, un espesamiento regular de toda la pleura si la vivencia es «ataque contra toda la caja».
— Constituyen grandes tumores compactos individuales si la vivencia afecta a un punto preciso del tórax, como «una cuchillada» o una piedra que golpea un punto del tórax. En caso de accidente, de *shock* físico preciso, sólo hay un mesotelioma, más bien grande.
— Se manifiestan bajo la forma de pequeños tumores adenoides, mini mesoteliomas, en caso de numerosos conflictos reincidentes.

Otra vivencia:

«QUIERO HACER RESBALAR una relación entre dos personas importantes para mí. Quiero que su relación sea fluida. Añado lubrificante entre esos dos elementos estables, entre las dos hojas de la pleura».

Están afectados los pacientes a los que les gusta **redondear los ángulos;** efectivamente, la pleura permite amortiguar la fricción, el frotamiento entre los pulmones y los huesos. Está entre dos realidades (huesos y pulmones) y hace de tapón.

Ejemplos

¿Qué lado?

El cirujano le dice al paciente: «Mañana vamos a operarle del pulmón». Al mismo tiempo que se lo dice, le muestra con el dedo la parte derecha de la radiografía. El paciente siente un ataque contra el pecho derecho, aunque el tumor se encuentra en el lado izquierdo (la radiografía está del revés). El organismo intenta protegerse contra el ataque construyendo un refuerzo en el interior de la pleura: mesotelioma. En este caso concreto, se forma un mesotelioma en la pleura derecha.

Fluir

La señora X redondea las esquinas, añade el lubricante. Su madre siempre está insatisfecha, ella es de ciudad, su padre es campesino. Debe ser el enlace entre los dos, para que fluya, para que no haya peleas, conflicto.

Secta

El hijo de esta mujer está en una secta, porque el padre está en la secta. Lo vive como: «Protejo mi vida, mi respiración de la magia negra».

Neumotórax o tabaco

Es aire (¡o humo…!) en la pleura, en el tórax.

La vivencia biológica conflictiva

«Me protejo de la otra persona, del peligro».
«Protejo mi espacio vital de la otra persona gracias a mi propio espacio vital, mi espacio, mi aire».
«Quiero poner distancia entre la otra persona y yo».
«Necesito libertad y me está prohibida, imposible».
Desvalorización relacionada con el esfuerzo, en lo vital, en lo respiratorio».

Pistas para explorar prudentemente:
Trabajar también con la noción de frío (el frío de la muerte).
«Quiero introducir un soplo de felicidad en mi pareja».
«Me han agredido, estoy apegado a alguien. Necesito espacio».
Sentirse mal consigo mismo.

Pleuresía

Inflamación de la pleura.

> ## La vivencia biológica conflictiva
>
> Ser humillado en el espacio de la palabra.
> Como resultado de una culpabilidad (pensar en el gesto
> «*mea culpa* – culpa mía» golpeándose en el pecho).
> «Velo a un muerto; le lloro».[3] Duelo no hecho.

Terapia

Obviamente, se consultará siempre a un médico. Esto sólo es un consejo.

Pasar del armadillo al gato, el armadillo se protege de todo, se enrosca en una bola y no siente nada; al gato le gustan las caricias y el contacto.

Ciertos trastornos respiratorios podrían permitirnos permanecer tranquilos, pero la dificultad para respirar puede resultar aterradora: nos preocupamos por los pulmones, el pecho, y esto se convierte en un círculo vicioso, un conflicto autoprogramado. Se tiene que solucionar en lo más profundo. La dificultad para respirar aparece para decirnos «¡alto!», también puede inducir el miedo a ahogarse. Hay dificultades para respirar más o menos importantes, según la superficie de la pleura afectada. Hay que guardar la calma, hacer sólo aquello que es posible, sin forzar.

---

3. Juego de palabras entre *je pleure* («lloro», en francés) y pleura. *(N. de la T.)*

Punto pedagógico: En el conflicto autoprogramado, la vivencia

Cuando nos hemos sentido X, recaemos fácilmente en la vivencia X, es nuestro talón de Aquiles, nuestro fallo, nuestra debilidad, atolladero en el cual cae todo nuevo acontecimiento.

De esta forma, para un individuo que, ayer, tuvo miedo por sus pulmones, aunque esté tranquilo actualmente, a la mínima alerta, una tos, una visita al médico, una emisión sobre el cáncer en la televisión, a la menor ocasión estimularán su miedo. Igualmente se trata de una desvalorización. Una persona que se juzga aprovechará todas las ocasiones para agobiarse y creer que todo el mundo la juzga, la rechaza. Lo mismo en el caso de la rabia, la tristeza, el asco, etc., todas las emociones transforman a su huésped en esclavo.

Muy a menudo, es el síntoma mismo el que se convierte en su propio estimulante negativo:
— Mi diarrea me agobia.[4]
— Mi eczema me aísla.
— Mi pleuresía me angustia; ¿pero qué tengo dentro de la caja?
— …

Es el conflicto autoprogramado: ¡el síntoma provoca la misma emoción que aquella que ha estado en el origen del llamado síntoma!

---

4. Juego de palabras entre *me fait chier* («me agobia» en francés) y *chier*, literalmente, «cagar». *(N. de la T.)*

> Una oportunidad a tener en cuenta para descodificar la vivencia en el origen de nuestras enfermedades es preguntar: «Hábleme de su enfermedad, de su síntoma, de su queja...».
> Porque, a menudo, hablamos de eso como de lo que precisamente provocó este problema.

Ejemplo

El señor X, en junio de 2004, sufre una pleuresía, tiene dolores en la espalda y le diagnostican un adenocarcinoma pulmonar. En abril de 2005, diagnóstico de espesamiento y derrame de la pleura (tiene miedo por sus pulmones).

En 2003, su hermano tuvo un cáncer de pulmón y de huesos (miedo por los pulmones de su hermano). Este hermano muere en sus brazos; pidió la eutanasia a la cuidadora, que aceptó (yo hubiera querido que él viviera: alvéolos).

En 2004, su hermana tiene una enfermedad en los pulmones, tiene miedo por los pulmones de su hermana (pleura). En marzo, se tranquiliza, en junio sufre una pleuresía.

❑ ❑ ❑

113

DIAFRAGMA

Es un músculo que también hace la función de separación, de tabique, de barrera.

La vivencia biológica conflictiva

«Para qué respirar, quiero morir».
Parapetarse, separarse con vallas.
«Soy incapaz de establecer el vínculo entre el corazón y la razón».

Ejemplo

La señora X tiene una parálisis de la mitad de la cúpula dia-fragmática **derecha** desde la muerte de su **marido,** que representaba todo para ella.

Tras su fallecimiento, se pregunta: «¿Para qué vivir? ¿Por qué y para quién respirar? Quiero reunirme con él, morir, dejar de respirar». ¡Y eso es lo que hace! Su única razón para quedarse en este mundo son sus hijos y sus nietos.

El lado derecho en descodificación está asociado a la relación con el marido, y el lado izquierdo con los hijos. Los músculos derechos se detuvieron, los de la izquierda continúan moviéndose.

El tabaquismo o cómo engañar a la biología

*Todo lo que sigue son **hipótesis** que siempre deben ser verificadas.*

Fumar es una compensación, un síntoma que sigue a un bioshock, es la expresión de un conflicto biológico con un sentido biológico. Fumar es un engaño.

El sentido biológico del tabaquismo se encuentra en la respuesta a esta pregunta: *«¿Cómo fumas?».*

1. Los que fuman **«a fondo»**:

Queremos llevar el humo hasta los alvéolos pulmonares: miedo a la muerte.

El humo va a engañar a nuestra biología y atenuar ese miedo a la muerte.

Cuando el fumador necesita aspirar profundamente el humo, es como para engañar a su biología, sentir el contacto de algo (el tabaco) contra «mis alvéolos. Es algo que decido, que controlo. Quiero tranquilizarme; estoy vivo».

El sentido positivo es de poder respirar a fondo.

2. Los que sólo fuman **«en los bronquios»**:

La tonalidad conflictiva es: «Amenaza en mi espacio». Es el engaño: «Tengo espacio, libertad» que se coloca en su lugar.

Con el tabaco, el contacto con el territorio, el espacio es vivido, esto engaña al cerebro.

Fumar puede ser una solución de comportamiento ante un conflicto de territorio (ejemplo: «Mi marido no me deja libertad, territorio, sus asuntos invaden el último rincón de mi vida, mis hijas desarrollan enuresis; de esta forma, ellas marcan su territorio por la noche, cuando papá duerme, y yo fumo de día y encuentro un territorio en mis bronquios con el humo».

3. Los que fuman «**sin tragarse el humo**»:
Conflictos en la boca.
Destete mal vivido.

4. Otros fuman haciendo pasar el humo «**por la nariz**».
Busca los conflictos de angustia, que están relacionados con los senos paranasales (ORL).
Etc.

Nuestras actitudes son una manera de engañar a la biología bajo nuestro control. Para no tener necesidad de fumar nunca más, hay que trabajar sobre lo vivido **antes** del primer cigarrillo.

El tabaquismo es como un comportamiento bulímico en la persona respiratoria; es una actitud coleccionista (o tintero). A veces, es la consecuencia de una **falta de comunicación,** un conflicto de separación.

La nicotina **inhibe algunos neuromediadores.**

El tabaco fue utilizado, en su origen, como **antiséptico de la boca.**

La subida de la tasa de CO_2 provoca una dilatación de los vasos del cerebro para compensar y **sobreoxigenar el cerebro.**

El tabaco amortigua el sufrimiento, el fumador enciende un cigarrillo en el momento en que su tensión aumenta. ¿Está relacionado con el sufrimiento fetal? La disminución del oxígeno sanguíneo vuelve a poner al fumador en fase con los instantes en los que ya ha conocido esta falta de oxígeno.

Por ejemplo: En la vía uterina (estrés vasoconstrictor de mamá, cordón umbilical alrededor del cuello, alimentación de la madre demasiado rica en grasa) y sobre todo durante el **nacimiento.** Esta reducción progresiva la busca inconscientemente el fumador para revivir su sufrimiento fetal o natal, y le permite liberarse de él.

Fumar el cigarrillo o la pipa también es **calentarse.**

Para algunos es: «**Querría estar en otro sitio, partir ligero como el humo**».

Protocolo – liberarse de una adicción o de una dependencia como el tabaco

1. Definir el objetivo del paciente y evaluar su motivación de 1 a 10 (si la respuesta está por debajo de 5, ir al cine, comprarse zapatos o plantar tulipanes).
2. Describir precisamente todos los detalles de la adicción.
   a. «¿Cómo fumas?
   b. ¿Cuánto fumas?
   c. ¿En qué momento?...».
   Ejemplo: «Me gusta que el humo vaya a mi estómago, que se quede en mi boca, en mis bronquios, hasta el fondo de los alvéolos, me gusta el cigarrillo de la mañana, prefiero el tabaco negro, el tabaco rubio, el tabaco gris…».
3. ¿Qué va a estimular el paciente cuando fuma? ¿Nariz (senos paranasales), boca (chupetear la teta), bronquios, alvéolos?
4. Encontrar el primer cigarrillo, la primera vez.
5. Si no hay un recuerdo preciso, hacer como si, imaginar…

6. El paciente asocia y revive la situación antes de la primera vez:

    a. ¿Qué pasaba en su vida antes de la primera vez?

    b. El paciente lo revive: ¿Cuáles son sus sentimientos, su vivencia, su historia?

    c. ¿Qué necesidad fue **satisfecha en ese instante con esa primera experiencia con el tabaco?**

    d. **¿Qué estrés interior ha sido apaciguado? ¿Es la solución para…?**

    El terapeuta está atento a la inversión: «¿Qué hace que lo Negativo (fumar) se convierta en Positivo en ese momento?».

    e. «Si hubiera sido imposible que fumaras tu primer cigarrillo, ¿qué hubiera pasado en tu interior? ¿Cuáles son tus sentimientos?». Es la vivencia relacionada al conflicto reprimido.

    f. El paciente encuentra cómo satisfacer la necesidad de otra manera que con el tabaco.

    Encontrar este Recurso (R+), color, palabra, música, alimento…

    El terapeuta está atento a no crear otra dependencia.

7. En relajación, dar el recurso R+ ANTES del primer cigarrillo. Hacer revivir la primera vez con el R+ y el nuevo comportamiento.

8. En relajación y utilizando las necesidades y predicados iniciales: «… Con esta nueva elección, creces y atraviesas toda tu vida Consciente e Inconsciente hasta el día de hoy, hasta mañana…».

Lenguaje respiratorio

Términos tales como: **libertad, opresión, oprimido, asfixiado, ahogado, asfixiado con gas, intrusión, espacio,** están en referencia con una experiencia interna respiratoria.

«¡Me tienes hasta las narices!».[5]

---

5. El autor hace un juego de palabras con la expresión «¡Me tienes hasta las narices!» que, en francés se traduce como *«Tu me pompes l'air!»*, literalmente, «me chupas el aire». *(N. de la T.)*

OTORRINOLARINGOLOGÍA (ORL)

La ORL, abreviatura de «otorrinolaringología», tiene por objeto el estudio de tres órganos:

O como oído, compuesto de diversas partes: tímpano, oído medio, trompa de Eustaquio y oído interno.

R como rino, la nariz, que incluye la mucosa de la nariz y de los senos paranasales, así como el olfato.

L como laringe (ya estudiada en el capítulo de neumología); se añade la faringe.

Añadiremos la boca (incluyendo los dientes), objeto de estudio de la estomatología.

Estos órganos están relacionados con la comunicación y la seguridad: entender, sentir, hablar.

EL OÍDO

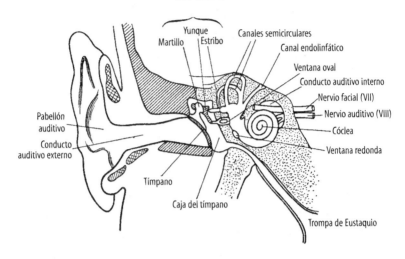

Anatomía del oído
(corte vertical transversal)

Anatomía

Cada oído está compuesto por tres partes:
— **Oído externo:** El pabellón auditivo, el conducto auditivo y el tímpano.
— **Oído medio:** Es una cavidad llamada caja del tímpano, en la cual se abre el antro mastoideo y que contiene los tres huesecillos que se articulan entre ellos: el martillo (que se dice *hammer* en alemán), el yunque y el estribo.
— **Oído interno:** El laberinto y los canales semicirculares.

OÍDO EXTERNO

El pabellón auditivo: su forma es única y propia de cada uno, es un signo de reconocimiento por los médicos forenses. Tiene la función de amplificador del sonido: las orejas grandes, las orejas despegadas, permiten recoger más informaciones (¿qué hubieran querido escuchar los padres?).

El conducto auditivo contiene pelos y glándulas que secretan el cerumen, el sebo y el sudor. Mide 3 cm.

El tímpano, de un espesor de 0,1 mm, funciona como una membrana de tambor que vibra; es su aspecto mecánico. El tímpano transforma la energía sonora en energía mecánica, vibrando sobre las ondas sonoras que lo golpean.

En lo que concierne a su aspecto histológico, encontramos en su cara exterior células que están cerca de la piel (4.º estrato de la biología); conciernen al dominio relacional, social. En el medio, se encuentra el tejido conjuntivo (3.er estrato: desvalorización).

En su cara interna, el tímpano está, embriológicamente hablando, cerca de las mucosas digestiva y respiratoria (1.er estrato: arcaico).

Tapón de cera

A veces las glándulas del conducto auditivo producen cera en lugar de sebo. Por consiguiente, se forma un tapón más o menos estanco. El cerumen protege. La posible vivencia conflictiva es:

> **«SOY AGREDIDO POR EL OÍDO Y QUIERO PRO-TEGERME».**
> «Elimino las maldades, las groserías que he oído».

Ejemplo: La señora X da a luz y no soporta el llanto de su bebé.

Eczema del oído

> «Estoy separado del contacto de...».

Ejemplo: «Era la abuela quien me acariciaba las orejas y ahora está muerta».

❏ ❏ ❏

OÍDO MEDIO, PARTE MUCOSA

Anatomía, fisiología

El oído medio es una cavidad ahuecada en el hueso temporal, que contiene tres huesos pequeños: **el martillo, el yunque y el estribo,** y que se extiende por **la trompa de Eustaquio,** situada detrás de las fosas nasales y la nasofaringe. El martillo, el yunque y el estribo vibran con el tímpano y **transmiten** las vibraciones al líquido del oído interno. El oído medio **amplifica las vibraciones,** o las **amortigua** si son demasiado fuertes, gracias a los músculos del martillo y del estribo.

La vibración es recibida por el pabellón, pasa al canal y toca el tímpano, que es una membrana que vibra, siempre que la presión sea idéntica en ambos lados (la función de la trompa de Eustaquio es la de equilibrar). La vibración del tímpano se refleja en los huesecillos que la transmiten a la ventana oval del oído interno.

Esta vibración se incrementa veintidós veces entre el tímpano y la ventana. Cuando la ventana oval se encoge, la ventana redonda se abomba.

Entre las dos ventanas, la cóclea se parece a un caracol doble, que contiene un líquido que vibra, se desplaza y se apoya, según el nivel del sonido, en las células ciliadas conectadas a las fibras nerviosas de los nervios auditivos. Estos últimos van hasta el bulbo raquídeo y luego al córtex temporal, donde surge la sensación auditiva.

Los sonidos graves se encuentran en la región posterior, los agudos en la región anterior. El reconocimiento de los sonidos, para los diestros, se encuentra a la izquierda del cerebro. La vibración sonora se transmite también por los huesos del cráneo.

Órganos afectados

Mucosa del oído medio; caja del tímpano; trompa de Eustaquio.

La vivencia biológica conflictiva

La tonalidad central es *arcaica*.

El oído medio es el oído vital.
OÍDO DERECHO:
«QUIERO ATRAPAR EL PEDAZO AUDITIVO, EL SONIDO DE...».
«No he podido atrapar el pedazo (la información, el permiso...) por el oído».
Conflicto de no poder atrapar el pedazo.
Este conflicto data de la antigüedad embriológica, es decir, del tiempo en que el oído medio y la boca no eran más que un «gaznate».
«No puedo digerir la información vital, nutricional».
Conflicto relativo a falta de alimento, a no poder comer hasta saciar el hambre.
En el caso de los niños, no poder «atrapar el pedazo» quiere decir más bien no querer hacerlo de ese modo; así, el conflicto llega en el momento de pasar del pecho al biberón, del biberón a la cuchara, de comidas en casa a comer en la guardería, etc.
Conflicto de no haber podido captar una información auditiva importante.
Conflicto de no tener suficiente relación con la madre, **vivencia digestiva/auditiva.**
«Quiero recuperar la vida intrauterina, la vivencia intrauterina para reencontrar el sonido tranquilizador de mamá, el sonido percibido a través del líquido amniótico».

Las otitis se observan a menudo en las guarderías, ya que el niño quiere un juguete pero no lo puede coger; no hace más que oír «¡No!».

Oído derecho: Conflicto de miedo a no poder atrapar el pedazo (por ejemplo, la madre o el amor de la madre).
Oído izquierdo: El conflicto está orientado sobre la otra persona; deseo que la otra persona atrape el pedazo de información auditiva, es decir, que ese pedazo salga de mí. O embuchar a la fuerza: haber comido demasiado rápido.

Síntomas

Otitis media. Tumor.

Obstrucción de la trompa de Eustaquio. Falta de ventilación, la presión exterior, más fuerte, encoge la membrana del tímpano y la audición disminuye.

Ejemplos

Otitis

Una niña se va de vacaciones, la mamá la llama por teléfono en vano y, finalmente, al cabo de cuatro días logra escuchar la voz de su hija. Ésta se lo está pasando muy bien y cuelga rápidamente. La mamá, por fin, ha atrapado el pedazo de voz, después sufre una otitis muy fuerte.

Pasteles

Testimonio: «Estoy enfermo el día de Año Nuevo: me impongo una dieta estricta y vivo como un conflicto biológico el no poder comer los estupendos pasteles que me traen los amigos. Tan pronto como me siento mejor, me los como, y tengo un zumbido en el oído durante dos horas».

Golosinas

Dos personas han hecho el esfuerzo de seguir una dieta privándose, entre otras cosas, de golosinas. El estrés era muy intenso cuando veían alimentos muy ricos en la mesa. Cuando dejaron la dieta, las dos desarrollaron una otitis.

Un bebé padece a menudo una otitis en el momento del destete. Es de suponer que se sintió privado de la voz de mamá asociada al biberón o a la lactancia.

Tengo miedo de no *atrapar* todas las informaciones

La señora X sigue el segundo nivel de un curso de análisis transaccional, un oído supura, tiene picores. Este curso constituye una apuesta muy importante para ella: «Tengo miedo de no *atrapar* todas las informaciones; no me siento a la altura; tengo miedo de no llegar».

Oído derecho: Tiene miedo de verse desbordada por demasiada información: «Ya he aprendido bastante con el nivel 1».

Oído izquierdo: En el vientre de su madre, tiene una hermana gemela: «Le hago sitio», decide. La madre, cuando le dicen que va a tener gemelas, se siente sobrepasada. Ya tiene un bebé de diez meses. Tiene la sensación de tener demasiado de repente, quiere eliminar el exceso recibido por el oído izquierdo.

Su pedazo de familia

El señor X tiene una otitis muy fuerte el 25 de agosto de 2007. El 23 de agosto, participó en una gran reunión familiar muy agradable, con diez hermanos y hermanas: ésta es la resolución del conflicto de algo muy importante para él: atrapar el **pedazo** (para él, la familia).

Por otra parte, una de sus hijas se marcha al extranjero, su otra hija vive en Alemania: él es militar y siempre ha estado trasladándose, nunca ha tenido su **pedazo** de familia al completo.

Durante su infancia, en el internado, los lunes, cada niño tenía su **pedazo** de pan en el armario para toda la semana, y tenía que administrarlo, porque no había nada más para comer.

A los 6 años, lo llevan al internado, mientras que sus hermanos y hermanas se quedan en casa.

A los 16 años, se va al ejército (autonomía familiar).

A los 22 años (16 + 6), es trasladado debido a una enfermedad y pierde de vista a sus compañeros (eran como hermanos).

A los 32 años, es trasladado otra vez (16 + 16).

A los 48 años (32 + 16), se jubila y desarrolla una otitis.

(Véanse: los ciclos biológicos descubiertos por Marc Fréchet).

❑ ❑ ❑

OÍDO MEDIO, PARTE MUSCULOSA DE LA TROMPA DE EUSTAQUIO

La trompa de Eustaquio se encuentra entre la boca y el oído medio. Tiene muchas pulsaciones por minuto. Se abre una fracción de segundo en cada deglución y en cada bostezo. Normalmente, está cerrada y se abre para equilibrar la presión que debe haber a uno y otro lado del tímpano. La trompa de Eustaquio, abriéndose, **permite el equilibrio entre la presión externa e interna.** Es necesario reequilibrarla en respuesta a las variaciones de presión como, por ejemplo: aviones, buceo y durante otros cambios atmosféricos.

Por lo tanto, la trompa de Eustaquio **protege el oído** y todo lo que hay en el interior del oído, ya sean cuerpos extraños o cambios de presión.

Órgano afectado

Los músculos blancos obturadores de la trompa y toda la cavidad del oído medio.

La vivencia biológica conflictiva

La tonalidad central es *protección*.

PRIMERA TONALIDAD:
«SUFRO POR MI OÍDO MEDIO Y POR LO QUE PUEDA CONTENER, DE MODO QUE LO MANTENGO CERRADO».
Conflicto de tener miedo a hacer daño a alguien que percibimos por el oído (ejemplo: la voz de mamá).
La trompa de Eustaquio guarda la memoria del latido del corazón de la madre y de su voz durante la vida fetal: «Para proteger a mi madre, cierro mi trompa de Eustaquio». Es el lugar de la memoria de la voz de la madre, y

---

si la madre está en peligro, voy a cerrar el acceso al oído para que nadie venga a molestarla.

«Protejo lo que se encuentra en el interior de mi oído».

«Tengo miedo cuando me acerco a mi madre; me protejo del miedo de mi madre, que quiere protegerme».

El oído medio es mamá. (J.-J. Lagardet)
Explorar la primera relación con la madre.

Las otitis serosas son cada vez más frecuentes, como las ecografías. ¿Estará relacionado? ¿Quién puede decirlo?: «Protejo mi oído de los ultrasonidos durante mi construcción». Puede ser.

Testimonio: Durante la ecografía del embarazo, la niña que lleva dentro de su vientre parece muy sensible a los ruidos, ya que ha puesto las manos sobre sus orejas.

Oído derecho: Protejo mi oído de lo que puede entrar en mí.

Oído izquierdo: Protejo a la otra persona (de lo que puede salir de mí, por ejemplo).

«No quiero oír, quiero volver al vientre de mamá, al líquido amniótico, recuperar esas sensaciones, esos ruidos acuosos».

El oído medio tiene que ver con un espacio viscoso; la trompa de Eustaquio permite la comunicación con lo gaseoso, el aire exterior. ¡El paso del líquido a lo gaseoso es como el nacimiento! (J.-J. Lagardet)

131

«Oigo como si estuviera en el vientre de mi madre». Inconscientemente, es el niño que quiere volver. Como lo que oigo no me conviene, pues bien, filtro como cuando estaba en el vientre de mi madre.

SEGUNDA TONALIDAD:
No soporto el cambio de presión atmosférica en una y otra parte del tímpano. No soporto el cambio de ambiente, de atmósfera, de clima.
«ME GUSTARÍA QUE TODO FUERA SIEMPRE ARMONIOSO (sin disputas, sin cambios)».
Normalmente, abrimos la trompa de Eustaquio tras un cambio de ambiente, un cambio de presión atmosférica. Pero aquí no queremos cambiar, queremos conservar el ambiente tranquilo en el oído.

Pistas para explorar prudentemente:
Preguntar si la pareja se lleva bien: «Sabes, ¡no hace falta que te pongas enfermo porque papá y mamá no se lleven bien!».[6]

Prohibido crecer.
A veces, *manchado* de desvalorización.

---

6. Juego de palabras en el original. En francés, «papá y mamá no se llevan bien» se traduce como *papa et maman ne s'entendent pas*, literalmente, «papá y mamá no se escuchan bien». *(N. de la T.)*

Síntomas

Otitis, dolores, inflamación. Obstrucción tubárica. Otitis seromucosa, ponemos agua detrás del tímpano y oímos como cuando estamos en el vientre, es la vuelta al líquido amniótico. Otitis media serosa.

En el caso de las paperas, no se trata de un problema de oído, sino de un problema de glándula salivar: conflicto de no poder almacenar.

Ejemplos

Buceo

El señor X siente dolor durante una inmersión a cinco metros de profundidad, un dolor insoportable que disminuye apenas a pesar de gritar en el regulador. El método de Valsalva (técnica que consiste en tomar aire, taparse la nariz, cerrar la boca y hacer subir la presión pulmonar hasta que las trompas de Eustaquio se abren y los tímpanos se reequilibran, produciendo un pequeño chasquido en los oídos) resulta ser ineficaz, deglutir ayuda un poco.

El oído medio es uno de los primeros vínculos con mamá, con su voz. Así pues, el conflicto es: «La protejo, no quiero que mamá tenga problemas; sufre, está enferma; papá le grita, le pega; yo quiero protegerla, no quiero que sufra; y mi trompa de Eustaquio bajo el agua no se abre, permanece cerrada, se niega a cualquier contacto con el mundo exterior».

Cuando el terapeuta Jean-Jacques Lagardet le preguntó al paciente: «¿Usted teme hacer daño a tu madre?», aparecen dos reacciones:

— una emoción incomprensible (la madre murió hace nueve años),

— una sensación de liberación para el oído izquierdo (femenino y «el otro»); el método de Valsalva consigue el chasquido habitual.

Tíbet

Volviendo a bajar de la cordillera del Himalaya, la señora X siente unos dolores muy fuertes en los oídos, sobre todo en el izquierdo. Al pasar por un desfiladero (como la trompa de Eustaquio) casi se muere. Pasa de ello y no tiene miedo, pero su primer pensamiento fue: «Cuando mamá se entere de mi muerte, ¡le producirá tanto dolor! No quiero hacerle daño». Desde hace años, la relación con su madre es a través del teléfono.

❑ ❑ ❑

OÍDO MEDIO – PATOLOGÍAS DIVERSAS

Otospongiosis

El estribo, que hace la conexión entre el oído medio y el oído interno, se vuelve rígido, se calcifica, se queda atascado en la ventana oval. Esto recuerda al parto, al niño atrapado...
Oímos cada vez menos.

La vivencia biológica conflictiva

La tonalidad central es *desvalorización*.
**PELIGRO DE MUERTE, CON DESPLAZAMIEN-
TO VIVIDO DENTRO DE UN ENORME RUIDO
QUE DEJA SIN RESPIRACIÓN** (ataque de grisú, de
gas, un tren que se desplaza a toda marcha). Siempre encontramos un sonido muy fuerte, así como un desplazamiento. (Descodificación de J.-J. Lagardet)

Desvalorización por un gran ruido que deja sin respiración en una noción de desplazamiento y de miedo a la
muerte.

Ejemplos

Durante la guerra, un hombre se refugió velozmente en el
sótano con su familia, siente el peligro de muerte y oye la
explosión de la bomba.

Un hombre está cazando, su esposa le está hablando por teléfono. Oye un fuerte disparo de escopeta, luego nada más.

Testimonio

«Mi padre estuvo a punto de morir en la guerra de 1914 por
un obús y mi hijo tuvo una otospongiosis. A menudo me
repetía a mí mismo que quería morirme, hasta el momento

en que tomé conciencia de que mi padre resultó herido durante la guerra y que es él quien se quiere morir porque sufre demasiado».

Huesecillos

Martillo, yunque, estribo.

La vivencia biológica conflictiva

La tonalidad central es *desvalorización*.

DESVALORIZACIÓN VINCULADA A LA ESCUCHA.
«No soy capaz de oír correctamente».

Ejemplo

Un becario terapeuta sufre reproches de su formador de referencia: «¡No escuchas a tu paciente, tú interpretas!». Se desvaloriza en relación a su escucha. Desde ese día, en cuanto habla alguien, percibe vibraciones en sus oídos. Las vibraciones de la cadena de huesecillos (martillo, yunque, estribo) le producen molestias y le impiden oír bien.

Tras la toma de conciencia de la conexión entre su síntoma y la palabra del profesor, en doce horas se ha acabado el problema.

136

Colesteatoma

La colesteatoma del oído medio es un tumor benigno formado por la descamación de las células epiteliales, infiltrada de colesterol, generalmente consecuencia de una otitis crónica.

Conflicto de grasas: «Sólo cuento conmigo, me estructuro solo».
«Sólo cuento con mi escucha».

❑ ❑ ❑

OÍDO INTERNO

Anatomía, fisiología

Es la parte del oído que contiene el órgano de la audición: la cóclea o caracol, y también el órgano responsable del equilibrio, el vestíbulo.

El oído interno está cincelado en el hueso temporal y está constituido por una serie de cámaras y de conductos óseos y membranosos (los laberintos), llenos de líquidos. La ventana oval y la ventana redonda se oponen al flujo del líquido en el oído medio. El laberinto está formado por dos partes: el caracol o cóclea y el vestíbulo.

La cóclea parece un caracol doble, contiene un líquido que vibra con las ondas mecánicas recibidas, y se desplaza y apoya en las células ciliadas conectadas con las fibras nerviosas de los nervios auditivos. Estos últimos van hasta el bulbo raquídeo y luego al córtex temporal, donde surge la sensación auditiva. Las células ciliadas de la región posterior de la cóclea son sensibles a los sonidos graves, las de la región anterior son sensibles a los sonidos agudos.

Los canales semicirculares

Tienen una orientación horizontal, transversal, vertical.

En el interior, se encuentran cilios y líquido y, cuando inclinamos la cabeza, los canales tendrán la información de nuestra posición en el espacio (informaciones proporcionadas asimismo por los pies y los ojos). En caso de problemas, aparecen los vértigos.

La audición

Conflicto del *caracol que entra en su caparazón.*

La zona de reconocimiento de los sonidos se encuentra en el hemisferio izquierdo para los diestros, en el hemisferio derecho para los zurdos. La vibración del sonido se transmite por los huesos del cráneo.

El sonido forma parte de nuestro repositorio de aprendizaje.

Para la audición, existen dos localizaciones en el cerebro:
— Una en el córtex, la que se ocupa de los matices y del reconocimiento de las personas.

— Otra en el tronco cerebral, la que se ocupa de la identificación de ruidos no diferenciados como, por ejemplo, un ruido en relación con el pedazo: «Desde que me despidieron, ya no oigo el ruido de las máquinas; y, desde entonces, he perdido dinero, no tengo nada para comer».

El pedazo puede ser un embarazo. Y si el embarazo llega, se produce también la curación señalada por una mastoiditis. No es el hueso, sino los tejidos que lo rodean los que están afectados (el mastoides es un hueso neumatizado que contiene tejido endodérmico).

La vivencia biológica conflictiva

«CUANDO SOY AGREDIDO, ME METO EN MI CAPARAZÓN (cóclea)».
«No doy crédito a mis oídos».

Es interesante incluir el sentido del oído en la zona del territorio (coronarias, estómago, vesícula…), pues la audición sirve para mantenerse informado de los peligros que amenazan el territorio.
Pérdida de territorio auditivo y rabia no expresada.

Síntomas

Zumbido en el oído, silbido. Murmullo, sensación de agua en el oído.

Acúfenos.

Disminución progresiva de la facultad auditiva. Sordera.

Neuroma acústico.

Bloqueo de las hormonas: el hombre se vuelve femenino, la mujer masculina (patología hormonal).

La fase de reparación puede inducir un pequeño infarto de miocardio, porque las vivencias y las zonas de unión del oído interno y las arterias coronarias están muy cerca.

La sordera, hipoacusia

La vivencia biológica conflictiva

CONFLICTO DE AGRESIÓN: DEMASIADOS RUI-DOS. CONFLICTO DE NO QUERER OÍR.

«No doy crédito a mi oídos»; construirse un muro de silencio, hacerse un caparazón y meterse dentro.

No soportar oír cosas desagradables.

Se trata de palabras o ruidos que superan nuestra capacidad de escucha.

«¡No me puedo creer que sea verdad!».

«¡Estamos rodeados!».

«No prestas atención». ¡Es con el oído con lo que estamos atentos!

Este conflicto de audición ectodérmica es un **conflicto de territorio:** resulta insoportable haber perdido el territorio propio u oír cómo el rival penetra en él.

> **Pistas para explorar prudentemente:**
> La sordera, a veces, puede estar relacionada con un inces-
> to o con un secreto íntimo.

Ejemplos

El vecino
La señora X ha vivido en un apartamento donde muy a menudo escuchaba, a altas horas de la madrugada, mucho ruido
que venía de su vecino de arriba. A pesar de sus comentarios,
el vecino continuaba.

Refunfuñar
La señora X ha perdido audición porque durante unos ocho
años, su marido refunfuñó y despotricó mucho contra su nie-
to, que vivía con ellos.

¿Infidelidad o trompa de Eustaquio?[7]
Una mujer se entera, durante una conversación, de que su
marido la engaña: «¡No doy crédito a mis oídos!».

Gritos
Siendo una niña, la señora X tiene miedo de hablar, necesita
entender por sí misma.[8]

Su mala audición del oído izquierdo empeora, va y viene.

---

7. El autor hace un juego de palabras entre «infidelidad», *tromperie* en
   francés, y las trompas de Eustaquio.
8. Juego de palabras en el original. En francés, «entender por sí misma» se traduce *«comprendre par ses oreilles»*, literalmente, «comprender por sus oídos».

Sobre su esposo, dice: «Estábamos viviendo en **buena armonía** hasta entonces; su verbo me interesaba; estoy atenta (a la escucha) a la mínima señal para saber si mi marido me **engaña;** le pregunto, él responde: «Sí». Es un *shock*.

Hay ruptura sentimental («él se vuelve como un extraño, hay alguien que se interpone entre nosotros») y pérdida de calidad en la **comunicación.**

Su conflicto programado: «Siendo bebé, quiero comunicar con mamá y no puedo, está mi hermano mayor en mi sitio, sobre sus rodillas, lo intento y me caigo de la silla sobre mi oreja izquierda; papá aparece gritando, no quiero oírle. Mamá me habla cada vez menos, no se ocupa de mí; **¿para qué sirve oír?,** era mejor antes».

Dolor en el oído izquierdo
En bio-descodificación, bastante a menudo, el lado izquierdo está relacionado con lo que sale de uno mismo y el derecho con lo que entra.

La señora X tiene dolor en el oído izquierdo; su frase es: «Soy culpable de haber hecho daño, hablándole a alguien cercano». De hecho, es una frase que salió de ella.

Oído taponado
La señora X tiene una abuela cuyo marido fue a la guerra. Esta abuela, un día, está mirando la televisión, ve y escucha documentales sobre la guerra. Inmediatamente después, su hermano viene a verla, apaga el televisor y él le dice: «¿Sabes que tu marido va a volver a ir a la guerra?». En realidad, es una broma, pero a ella le resulta insoportable escucharlo. Sabía que su marido había ido a la guerra, pero no sabía qué era eso exactamente, nunca había visto imágenes ni oído sonidos de guerra.

Como un caracol

Desde el mes de abril, la señora X se ha quedado sorda del oído derecho (el del afecto), a veces oye silbidos; se ha dado cuenta al hablar por teléfono.

Todos los especialistas que ha consultado le han dicho lo mismo: «Es el nervio, no hay nada que hacer» e, incluso, uno de ellos añadió: «Es demasiado tarde para este oído, cuidado con el otro, no vaya nunca a lugares ruidosos y cuidado con los disparos de fusil».

Un mes antes, la señora X estaba entusiasmada al saber que su nieta iba a visitarla por primera vez, cuando se entera de que, finalmente, irá a casa de su otra abuela. Sin embargo, no es el *shock*.

Tres semanas más tarde, preguntándole a su marido sobre sus horarios, éste le contesta: «Cariño, no puedo decírtelo ahora». La sospecha se establece: «Me oculta algo, no puedo aceptarlo» y «¡Me encierro como un caracol en su caparazón!». Cuando hace la analogía con lo que le pasa en su oído interno, que tiene la forma de un caracol, una gran sonrisa ilumina su cara, se siente liberada, toma conciencia de que debe aprender a comunicar en vez de intentar adivinar.

Tres días más tarde, cogiendo el auricular del teléfono y poniéndoselo en su oído derecho, se da cuenta de que la audición ha vuelto completamente. Gran alegría. Tres meses después, recayó, pero nunca más volvió a la consulta. ¿Por qué…?

Testimonio: dolor

«Desde la edad de 7/8 años, y hasta los 35, dolor muy fuerte en el **oído izquierdo** sin causa aparente. Tendencia a no escuchar muy bien de ese lado (izquierdo). Dolor que desapareció completamente hace cinco años, cuando he comprendido que el oído se taponaba para no escuchar los continuos insultos denigrantes de mi madre con respecto a mi persona. Obviamente, esos insultos me hacían daño».

Obedecer a su madre

El señor X se queja del oído: sufrió una paracentesis; progresivamente, **su nivel de audición disminuye.**

Anamnesis: Hacia los 20 años vive con su abuela materna, aprende a conocerla, se entiende muy bien con ella, pero su abuela muere.

Su conflicto: Se reprocha no haberla escuchado más antes de su muerte. Vive una desvalorización y una separación de la escucha emocional.

Continúa ese conflicto con su hija: «Trabajo mucho y no paso suficiente tiempo con ella», se reprocha.

La programación del conflicto: Su madre siempre le ha criticado por estar demasiado atento al exterior, por escuchar estupideces, así pues, la solución es la sordera.

Él le dice lo mismo a su hija: «No escuches a los demás».

Hay conflicto porque una parte de él quiere escuchar el exterior y la otra quiere permanecer fiel a la ley de su madre.

Muro de silencio

La señora X tiene una disminución de la audición (y de la visión).

Su conflicto programado: De niña, en la clase de ciencias, se diseca un conejo que se pone a gritar, porque no está muerto. Ella se pone en su lugar: el conejo debe sufrir, es insoportable: «Prefiero irme». Experimenta una sensación de retiro «a su caparazón», como el oído interno en la cóclea. Muro de silencio.

Su segundo *shock:* de adolescente, le insultan.

A ella no le gustan los conflictos, le cansan, **prefiere retirarse.**

Vivir escondido en el silencio

La señora X sufre, a los 18 años, una disminución de la audición.

Su madre no está casada cuando se queda embarazada de la paciente, la esconden.

A los 18 años, se rebela contra sus padres, que no la dejan existir y ser ella misma. Cerca de sus padres no puede vivir, es peligroso.

Por miedo, uno se pone una coraza para comunicar.

Se siente dejada de lado.

Acúfeno y sordera

La señora X ha idealizado a su marido y necesita simbiosis, seguridad y honestidad.

No sabe desde cuándo ha empezado su disminución de la audición y no se acuerda de las fechas desde hace algunos años.

Su *shock:* Ordenando los papeles de su marido, que estaba fuera, encuentra fotos de mujeres desnudas; reconoce la cama y la habitación que ellos ocupaban 18 años antes.

Vive diferentes conflictos:

— Conflicto de devastación (riñón: el cuerpo, en su conjunto, se hincha).
— Conflicto de desvalorización (artrosis).
— Conflicto: «ya no puedo confiar en él» (ya no puedo creer lo que me dice; todo lo que dirá serán mentiras).

Su *shock:* Provoca la discusión, y descubre que él la ha engañado en su cama en una ocasión más, aparte de la escena de la foto, pero sólo una vez, dice él. No le cree, y va a ver a los amigos de aquella época, predica lo falso para conocer lo real: «Lo sé todo, etc.», y gran *shock:* descubre que todo el mundo lo sabía menos ella. Se siente perdida. Esto circulaba de boca a boca, salvo la suya; piensa que su oído no es bueno.

Acúfeno

Los pensamientos son los acúfenos del espíritu.

La vivencia biológica conflictiva

«EL SILENCIO ES INSOPORTABLE».
Es un conflicto de separación.
«Escucho una palabra o un sonido que nunca llega».
«Quiero a toda costa escuchar una palabra».
No hay suficientes palabras amables, explicaciones.

«Creo el ruido del cual estoy separado» (describe el sonido del acúfeno y sabrás el objeto que falta).
Ejemplos:
«Estoy en un barco, no tengo mucha gasolina y cae la noche: mientras escucho el ruido del motor, estoy a salvo».
Una mujer describe sus acúfenos, se trata de ruidos de circulación después de la muerte de su padre, camionero…
Otra persona tiene ruidos de cigarra: no escucha a su niño interior.
Suaves acúfenos porque no recibe palabras amables.

Escuchar algo peligroso en el territorio.

«No doy crédito a mis oídos».

Miedo a morir **(un silencio de muerte).**

✳

El acúfeno a la derecha significa: «Me hubiera gustado escuchar…».

El acúfeno a la izquierda significa: «Hubiera deseado que la otra persona me escuchara…».

✳

«No es lo que desearía escuchar lo que me llega…».

«Elimino los ruidos externos para oír los sonidos interiores».

«¡Sobre todo no te olvides nada!».

«¡Es absurdo!».[9]

«Estoy harto de esos **"arrebatos de odio"**».

«Querría que se hablara de mí».

«Tengo miedo en el futuro a perder mi espacio auditivo».

«Estoy rodeada»: sonidos graves.

Sentido biológico

Los acúfenos permiten estar en contacto con el sonido.

Esto puede provocar un círculo vicioso: «Dejar de escuchar mis acúfenos sería ponerme en contacto con el silencio, la ausencia de…».

---

9. En el original francés, *C'est absurde!* = (*ab*: ausencia; *surde*: sordera). *(N. del A.)*

Una noche, un amigo me dijo: «No estoy nunca solo... ¡estoy con mis acúfenos!».

Testimonio

Una persona tuvo un accidente en un autobús en París. Era la única persona en el suelo, le dijeron que no se moviera, escuchó llegar a los bomberos, la llevaron al hospital y los acúfenos empezaron después. Es una persona que no soporta la **separación.** Ha desarrollado acúfenos porque esperaba noticias desesperadamente; le hacía falta escuchar un sonido que le permitiera salir de la situación; esperaba palabras tranquilizadoras de los médicos.

Punto pedagógico: El hilo conductor

Cuando se ha sufrido un conflicto programado muy fuerte, sólo es necesario un hilo conductor, un pequeño elemento para que la enfermedad se desencadene, e incluso si no ha habido emociones vivenciadas en ese momento, existe la posibilidad de que la potencia de los ciclos biológicos memorizados pueda desencadenar la enfermedad más tarde.

Caso particular de los acúfenos ¡internos y externos!

Una mujer tiene acúfenos desde hace dos años, enciende la televisión y la deja funcionando toda la noche, hasta la madrugada. Por la mañana la apaga, pero pone la radio ¡porque tiene un perro! No quiere que se quede en silencio. Para ella, el silencio es insoportable.

Esta persona desarrolla **acúfenos internos,** oye como un grillo en los dos oídos; los **acúfenos exteriores:** se trata de la televisión y la radio.

Para las personas que tienen permanentemente la televisión, la radio, la música, existen enormes conflictos de separación y, de entrada, podemos trabajar sobre la experiencia de la separación. «No soporto estar separado, estar solo».

Testimonio
«Mi marido tiene acúfenos y aborrece el silencio; tiene permanentemente puesta la televisión, la música, casi día y noche, y al mismo tiempo sigue esperando una palabra "amable" de su hijo, palabra que no llega».

Ejemplos

Como si fuéramos dos en mi cabeza
Desde el primer aniversario de la muerte de su madre, la paciente oye un ruido agudo en el oído izquierdo «que la vuelve loca», especialmente cuando está sola.

Lo explica diciendo: «Como si fuéramos dos en mi cabeza».

Durante la sesión, la terapeuta le hace tomar un objeto para simbolizar a su madre. Recuerda la muerte de su madre, fue trasladada al depósito de cadáveres y ella volvió a subir a la habitación, el timbre de la habitación sonó, «un sonido lacerante», como si su madre le enviara una señal.

Toma de conciencia de la relación entre ese timbre y el acúfeno, el vínculo entre su madre y ella, «Quiero permanecer en contacto». Un mes después, el acúfeno desapareció.

La guerra
El señor y la señora X quieren, al mismo tiempo, no escuchar el sonido de los bombardeos, pero sí escuchar el sonido de las

bombas que caen para situar el peligro, lo que da, simultáneamente, acúfeno y sordera.

Ruidos mecánicos

El señor X tiene acúfenos en cuanto hay ruidos mecánicos: coche, aspiradora... Cuando estaba en el vientre de su madre estaban en guerra. Sus padres vivieron bajo los bombardeos, los ruidos mecánicos de tanques y aviones, y su madre sentía el miedo de la separación por la muerte.

El sonido de la televisión

La señora X no invitó a su exnovio a casa y se culpabiliza, hubiera querido oír su voz. En cuanto está sola por la noche, enciende la televisión.

Circulemos

Una mujer oye ruidos de tráfico desde la muerte de su padre, que la llevaba a menudo en coche.

La señora psicoanalista

El padre de la señora X mata sádicamente a un animal: era una niña y se identifica con ese animal (**un niño es un ser muy cercano a la animalidad**). Sufre un *shock* y se dice: «Quiero que mi padre escuche mi sufrimiento y no me escucha nunca, entonces, quiero rugir como un animal, pero no puedo, así pues, produzco ruido, acúfenos porque hay que hablar, gritar». Se convierte en psicoanalista: se calla y ayuda a los demás a hablar, no puede expresar su sufrimiento, consigue que lo digan los demás. (Su hermano se llama Louis).[10]

---

10. Juego fonético entre *Louis* y *l'oui* (el oído). *(N. de la T.)*

Acúfenos en el lado izquierdo

Una mujer deja a su prometido sin dar ninguna explicación. Después, se lo reprocha y se dice que hubiera debido hablarle, se reprocha que el otro no haya escuchado su voz. Tiene acúfenos en el oído izquierdo.

Hiperacusia

La vivencia biológica conflictiva

«TENGO QUE OÍR A TODA COSTA, SI NO, SERÁ UN DRAMA».

En la **hiperacusia,** aumentamos la percepción de un sonido que existe.
En el acúfeno, creamos el sonido. Yo diría que el acúfeno es el grado por encima.
La hiperacusia es: «Oigo mejor, oigo más de lo que hay».
En el acúfeno, no había nada y yo lo he creado.

Ejemplo

Una mujer vive en una vivienda social. Oye excesivamente bien. Su historia es que su tío, durante la guerra de Argelia, fue acuchillado justo debajo de su ventana: él grita, pero nadie le oye, muere. Si ella hubiera tenido una hiperacusia, todavía estaría vivo.

Alucinaciones auditivas

La vivencia biológica conflictiva

Hay que buscar dos conflictos de separación.
Oído derecho: «Quiero hacer entrar».
Oído izquierdo: «Quiero hacer salir».

Neurinoma del nervio acústico

Tumor que crece y comprime el nervio en los canales: **proyecto de no escuchar más.**

«Quiero detener el sonido siempre. Si todavía está en el exterior, le impido entrar secretando cera; si ya ha llegado al interior, es el nervio el que detendrá el sonido. Quiero protegerme del proyecto de agresión».

❏ ❏ ❏

EL EQUILIBRIO

El oído es sensible a la fuerza de la gravedad, a la aceleración y a la disminución de velocidad. Un impulso nervioso creará un reflejo de equilibrio, de postura. El centro del equilibrio se encuentra en el vestíbulo del oído interno, que nos informa sobre la posición de la cabeza, gracias a un líquido en los canales semicirculares que *estimula las células nerviosas. En caso de **estimulación excesiva,** por ejemplo, en el parque de atracciones o cuando varios movimientos diferentes se suceden, llegan los **vértigos,** las **náuseas.** Porque esos canales están conectados con los nervios del sistema **neurovegetativo** y el exceso de líquido va a estimular el nervio neumogástrico. Éste está relacionado con el estómago; produce vómitos, **baja la tensión arterial y el pulso: son los mareos.***

*Las informaciones sobre nuestro equilibrio también llegan al tronco cerebral y al cerebelo, que se ocupa del tono muscular general. Los receptores de la posición del cuerpo se encuentran asimismo en la nuca, la espalda, la planta de los pies: es la **propiocepción.***

Vértigos, náuseas, mareos

Canales circulares.

La vivencia biológica conflictiva

EL MIEDO AL FUTURO: FRENTE A UNO MISMO, ESTÁ LA NADA, ¡Y ESTAMOS OBLIGADOS A AVANZAR!

Los padres (o dos profesores) están en dos mundos diferentes, van en dos sentidos diferentes. ¿Cuál debo seguir? Cuando estoy al borde del vacío, por mi supervivencia, me siento, me pongo en cuclillas.

Trasladado simbólicamente: «Estoy al borde de lo desconocido, de un cambio hacia lo desconocido y tengo que

---

avanzar dando un paso, ir hacia eso desconocido como, por ejemplo, la vida activa, un nuevo trabajo».

Las personas, **en búsqueda de puntos de referencia** y que se enfrentan a tomar decisiones, tienen vértigos en el momento de la toma de decisión de escoger un camino u otro.

«Ya no tengo pasado, no tengo futuro, o sea, puntos de referencia, me siento acorralado, no sé qué hacer», los vértigos sobrevienen.

«El mundo se tambalea bajo mis pies, no tengo presente, no tengo futuro».

Cambio de puntos de referencia.

Una falta de referente (y de padre). «He perdido mis puntos de referencia».

Dificultad para ajustar dos referencias: **mundo interior y mundo exterior.**

Como ejemplo de referencias, puede ser el padre y la madre, esto puede ser lo que **CONTROLO,** conduzco un coche y lo que **NO CONTROLO** son los demás, el mundo interior (imaginación, lectura) y el mundo exterior (realidad); entre lo estable y lo inestable.

Ejemplo: «Leo un libro que no se mueve y veo un paisaje que se mueve; entre lo que dice papá y lo que dice mamá; entre lo que veo y lo que quiero, etc.».

En los vértigos, hay una necesidad de controlarlo todo, pero no está en mis manos. La Madre Tierra no lleva de manera equilibrada y equilibrante a su hijo.

Pistas para explorar prudentemente:
Perder la posición de uno mismo en la vida.

Sufrimiento primario, presentación anormal del cuerpo al nacer.

El muerto está en el cielo, una parte de mí quiere reunirse con el muerto. La otra parte quiere volver, reintegrar el cuerpo físico, sensación de vértigo.

La información de muerte ha llegado por el oído vestibular. Memoria de golpes en la cabeza (traumatismos craneales).

Duelo no hecho con un muerto, donde el vértigo permite comunicar con el más allá.

Miedo a perder el contacto con un ser querido.

«Quiero comunicar con un muerto».

Conflicto en la fase de reparación que tiene su punto de unión en el cerebelo (estos vértigos se calman cuando nos sentamos).

Conflicto relacionado con la motricidad de las piernas.

Vértigos de posición
Los vértigos sobrevienen cuando la persona se acuesta o cuando se inclina hacia delante, ya que en ese momento se produce un desplazamiento anormal de los otolitos; es el equivalente a una esclerosis múltiple vestibular debida a una pérdida del referente vertical.

Hay diferentes tipos de vértigos, por lo tanto, diferentes tipos de *shock*. En algunas personas, los vértigos se calman cuando se acuestan; por el contrario, en otras, incluso acostadas, todo les sigue dando vueltas.

Ejemplos

Neuritis vestibular

La señora X se queja de vértigos, de desorientación desde que fue una noche a un concierto muy ruidoso con sonidos **graves;** por otra parte, durante varios días, hay obras en la calle, también muy ruidosas, en torno a su oficina, que agreden su oído.

Pero el problema está en otra parte. Su vivencia es muy concreta: se siente en un punto muerto, sin altibajos. Desde hace un año, está buscándose a sí misma, con una decisión de cambio y de explorar nuevos referentes. Tiene una desagradable sensación de no saber cómo **posicionarse.** En el agua, nadando, se siente perdida; sin embargo no es la parte auditiva del oído la que está afectada, sino la parte vestibular, es decir, el equilibrio.

Sin puntos de referencia, en una balsa, todo gira

La señora X tiene vértigos: todo da vueltas a su alrededor desde principios de julio.

Su marido, que la abandonó hace cuatro años para irse con otra mujer, mantiene una buena relación con ella, la ayuda con temas de bricolaje.

A principios de julio, su marido se va a vivir por primera vez con su amante; hasta entonces vivía en su casa; ahora los dos han encontrado una casa y se van a vivir juntos. Es el *shock:* «Vuelve a repetirse lo mismo que hicimos nosotros. Me siento sin puntos de referencia, como en una balsa; la familia constituye mis cimientos; ya no se va a ocupar de mí» (nunca se han divorciado). Durante una sesión, se da cuenta de que es irracional, ríe y se cura en un instante.

Al borde del abismo

Una estudiante de último curso de Psicología, de 25 años, nunca ha trabajado dado que siempre ha estado estudiando. Tendrá que encontrar trabajo, tendrá que dejar a mamá y papá, tendrá que desenvolverse sola, tendrá que lanzarse a ese vacío sabiendo que es difícil encontrar trabajo, que hay desempleo, etc. Simbólicamente, se enfrenta a un vacío social, se verá obligada a ir hacia adelante, pero no tiene ganas en absoluto; no lo vive en términos motores, no desarrolla una esclerosis, sino vértigos. Cuando tenía la mitad de sus 25 años actuales, sale por primera vez de Francia, va a Florencia con toda la clase, visita la ciudad, se lanza a la vida, es feliz; sube a lo alto del campanario donde hay un agujero por el que lanzaban a los condenados a muerte; llega arriba, llena de vida y entusiasmo y allí está ese vacío, que está a un lado. Cuando le explican esa historia, se pregunta: «¡Vivimos para esto, para morir, para caer ahí dentro», y cuando alcanza el doble de esa edad y tiene que encontrar trabajo, se pregunta: «¿Para qué sirve todo esto, si morimos, si hay desempleo, si hay que pelearse?». Tiene vértigos en el lado izquierdo, y cuando estaba en Florencia, el agujero estaba, sin duda alguna, en el lado izquierdo; fue una experiencia que le dejó huella.

Vértigos paroxísticos benignos

El señor X sufre vértigos paroxísticos benignos.

En cuanto inclina la cabeza llegan las náuseas y los vértigos. Sólo se siente bien con la cabeza horizontal, y esto desde hace mucho tiempo.

¿Cuál es la solución?

De niño, su padre le espía continuamente, le juzga. Su padre escruta su mirada para adivinar lo que piensa su hijo y lo que mira a su alrededor. El objetivo era aprovechar para burlarse de él. El hijo debe controlarse para no ser violado mentalmente por su padre. La mejor manera es no mover ni la cabeza ni los ojos, de estar rígido, sin prisa. «No debe ver lo que me interesa».

La toma de conciencia de esta **coherencia de síntomas** fue liberadora, porque hoy en día, con 40 años, y viviendo lejos de su padre, tiene otros recursos.

Punto pedagógico: La coherencia
Esta búsqueda de la *coherencia* es indispensable para cualquier consulta en bio-descodificación, una coherencia que esclarece el punto de partida del problema, que es necesario y muy útil.

Enfermedad de Ménière

Tres síntomas indican esta enfermedad: vértigos, acúfenos e hipoacusia, así pues, conviene buscar tres conflictos que se refieran a cada una de las tres patologías.

«YA NO QUIERO OÍR NADA QUE, AUN SIENDO VITAL, ME PONGA BAJO PRESIÓN».
Se forma una acumulación de líquidos, aumentando la presión en el oído interno (hidrosis).
«Me siento como una olla a presión cuando pienso en mi futuro».

Ejemplos

Sus superiores obstaculizan su escucha

La señora X tiene un diagnóstico de vértigos de Ménière con disminución de la audición y vómitos. Tiene muchos conflictos con sus superiores, que obstaculizan su escucha. Ya no quiere escuchar palabras que la contrarían. Siempre hay que gritar. Es complicado conseguir que te escuchen.

Es idealista, aspira a la armonía, a un mundo mejor. Borra para no escuchar.

Su conflicto: quiere proteger a su madre de los problemas. Durante su nacimiento, su madre estuvo a punto de morir; tres meses de separación marcaron su entrada en la vida.

Al final de la primera sesión, tiene más energía, menos mareos, son menos violentos, más espaciados, la cabeza más despejada.

Todavía tiene un problema: ¿qué dirección tomar, para qué futuro? Es el conflicto de las glándulas suprarrenales.

De niña, escucha: «Uno no habla de sus problemas, escucha a los demás, uno se impregna de los sentimientos de los demás y se calla; hablar de uno mismo no está bien, es vil, despreciable».

A los 13 años, sufre tocamientos por parte de su padre: ¿qué futuro hay para ella?

Sus padres disponen de unos ingresos modestos; de adulta, trabaja en un banco.

A los 26 años, su marido tiene deudas.

A los 52 años, aparece el síndrome de Ménière.

LA NARIZ

Conflicto del *médium* y de *Hércules Poirot*.

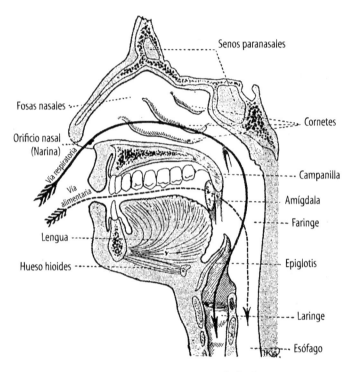

*Corte anteroposterior de la laringe,
de la faringe y de las fosas nasales*

Anatomía y fisiología de las fosas nasales

Las fosas nasales constituyen el estrato superior de las vías respiratorias: se abren a la vez hacia el exterior (orificios nasales o narinas) y hacia el interior: la faringe (fosas nasales internas o coanas). Tienen una forma irregular debido a la existencia de tres cornetes óseos. Se comunican a través de pequeños orificios con los senos de los huesos contiguos: frontales, etmoides, esfenoides, maxilares.

La **mucosa rosa** que recubre las fosas nasales es rica en vasos sanguíneos, de ahí su color. Contiene muchas glándulas mucosas que la mantienen constantemente húmeda. Esta mucosa calienta, humedece, desinfecta y filtra parcialmente el aire inspirado.

La **mucosa amarilla,** que se encarga de la función del olfato, forma en el cornete superior una mancha amarilla de un centímetro cuadrado. Es pobre en vasos y en glándulas, pero contiene las terminaciones nerviosas del nervio olfativo y se encarga de la función del olfato. Está protegida por un saco. Es sensible al aire que se inspira y al que proviene de la nasofaringe (alimentos).

Al igual que los oídos, no podemos cerrar la nariz, incluso durmiendo o en estado de coma. Su función es controlar el aire inspirado.

El olfato

La mancha amarilla olfatea la presa, el peligro, el placer y la seguridad. Esta zona olfativa es sensible a ciertas sustancias solubles en el moco nasal. Cuando el moco es escaso (tiempo seco) o cuando, por el contrario, es demasiado abundante (en el caso de resfriado), el olfato disminuye. La mancha amarilla es el área sensorial, la única en la que las neuronas pueden multiplicarse. Las neuronas olfativas, de una duración de vida de treinta días, se renuevan toda la vida. Las células gliales las estimulan. Éste es el lugar de la memorización del peligro y del placer (feromonas). Esta zona es especialmente arcaica.

Las sustancias perfumadas y volátiles que se encuentran en el aire se inspiran y luego se disuelven en el moco nasal. Allí, son identificadas por células nerviosas sensitivas muy específicas. Detectamos sustancias diluidas un millar de veces, por ejemplo, 0,005 mg de vainilla en 1 m³ de aire. El perro huele sustancias diluidas un millón de veces más.

Sólo percibimos un olor a la vez y la nariz se embota cuando se encuentra en un medio muy perfumado. El número de olores perceptibles es inmenso. El funcionamiento de las células olfativas no se conoce bien: están formadas de cilios que vibran a determinados olores o fragancias; y la información se dirige hacia el córtex bajo el lóbulo frontal. La información llega al córtex, que pone en marcha la salivación y envía la información a la zona de asociación, donde analiza el olor que desencadena otros comportamientos.

«El primer olor, de cabeza, sólo dura unos instantes; el segundo, de corazón, dura por lo menos cuatro horas, revela su esencia; el tercero, profundo, que persiste todo el día, es su base sólida».

Jacques Aimé

El olfato nos da diferentes mensajes, porque detecta:

1. **Los mensajes alimentarios,** la comida, las presas; desde el nacimiento, encontrar la mama a través de la nariz es vital.

   El olfato es muy importante para nuestro apetito. En el momento de la deglución, el olor de los alimentos pasa por la nariz y crea el placer de los sentidos. De esta manera, cuando estamos resfriados, el sentido del gusto disminuye.

«Es por el olor que sitúo a mi presa, y por el que reconozco los buenos y malos alimentos».

Esta información química se vuelve eléctrica para, a continuación, llegar al cerebro.

2. **Los mensajes sexuales** (las feromonas).

3. **Los mensajes de identificación:** Reconozco al otro por el olor (perfume, olor corporal…).

El olfato, a menudo, está asociado a la identidad en el modelo de la doble entrada biológica. El conflicto de *identidad vivido en digestivo* descodificará el recto; si se vive en términos de piel, esto puede provocar psoriasis. En estructural, los codos. En «nasal» y en respiratorio: problemas de nariz.

La doble entrada biológica permite comprender por qué tal vivencia afectará tal aparato digestivo, respiratorio, etc. Un problema de identidad no irá constantemente sobre el recto, un problema de invasión no irá forzosamente a la vejiga; ¿cuál es la manera principal de estar en el mundo para la persona en este momento concreto?

El olor concierne a lo arcaico, incluso con perfumes sofisticados de grandes perfumistas. Está asociado a la identidad, cuando la persona vive su conflicto de identidad con la noción de «sentir».

4. **Los mensajes de alerta, el peligro:** El depredador, la intrusión, el gas tóxico, el humo…

«Es por su olor o su tufo por lo que estoy informado del peligro, del depredador, del gas…».

O «es por mi olor por lo que corro el peligro de ser localizado».

En el modelo animal, el olfato es un sentido crucial. Olemos una presencia intrusa e inmediatamente queremos atraparla para reencontrar nuestro estado interior de seguridad en nosotros mismos, que es: «Ya no **oler nada que resulte alarmante**». Un búfalo aún no ha visto a su rival, pero lo ha olido y quiere expulsarlo por la nariz, atraparlo. Estornuda. Es un conflicto de **territorio**.

Breve ejercicio: Para ti, Olor = ¿qué?

Para unos es insoportable, para otros es la vida o incluso la presencia.

«La sutileza imperceptible y, sin embargo, real del perfume lo empareja simbólicamente con una florescencia espiritual y con la naturaleza del alma. La persistencia del olor perfumado de una persona tras su partida evoca una idea de duración y de recuerdo. El perfume imprime, de este modo, una memoria olfativa en el sistema límbico afectivo. Discretas o molestas, obsesivas o impalpables, invisibles y, no obstante, llenas de imágenes, familiares o inesperadas, la difusión de olores, los efluvios, los perfumes con sus fragancias mecen nuestras vidas afectivas y subvierten el mundo de nuestras sensaciones».

Jacques Aimé

Órganos afectados

Mucosa nasal y senos paranasales.
Placa amarilla.
Red nerviosa olfativa.

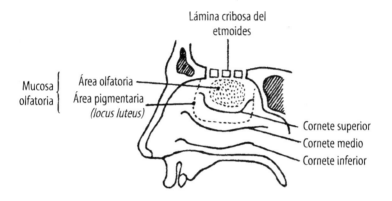

La vivencia biológica conflictiva

«¡QUÉ MAL HUELE ESO! ¡APESTA!». TANTO EN SENTIDO LITERAL COMO EN SENTIDO FIGURADO.
Conflicto de no querer oler.

«Quiero deshacerme del olor de X. ¡Ya no soporto más **su olor!**», o sea, **la presencia de X.**
«Quiero separarme del mal olor, que no me afecte. Quiero alejar el mundo que me rodea, para ello, disminuyo mi olfato». Es frecuente en pacientes afectados por la enfermedad de Alzheimer.

La memoria está vinculada al olfato y pueden disminuir al mismo tiempo.

«Aquí está prohibido apestar de esa manera».
«Huelo el peligro, al depredador, el olor de la leona».
«Huelo la presa, la pieza de caza, el movimiento correcto».
«Me huelo que... husmeo que...».
«¿Qué están tramando? ¿Están hablando de mí?». Paranoia olfativa.
«Me están ocultando algo; ¡andan con **secretitos!**».
Oler el rastro de lejos.
Presiento un peligro, a menudo relacionado con el olor de la muerte.
La muerte está por los alrededores.

CONFLICTO DE ANGUSTIA:
«Huele mal por mi culpa». Se trata de un conflicto de miedo/aprensión que no tiene que ver con los ojos, sino con el olfato. El peligro está delante, alrededor, pero no detrás (sería la retina la que estaría afectada).
Miedo al futuro.
Conflicto olfativo y neurológico: es necesario atajar la información antes de que llegue al cerebro.
Anticipación negativa. Angustia.
«Esta vez, no lo huelo».

Para **los diestros**, la **fosa nasal derecha** está vinculada a la afectividad, **la fosa nasal izquierda** al peligro. Al contrario, para los zurdos.

Síntomas

Se forman úlceras de la mucosa nasal que pueden sangrar, pero no son dolorosas.

Cuanto más tiempo dura el conflicto, más extensas y profundas son las úlceras.

Se forma una costra.

«Dolores de cabeza, como si tuvieras un casco muy apretado».

Drenaje seroso (secreción nasal), rinitis, estornudos.

Se produce una fuerte hinchazón de la mucosa en la zona ulcerada.

Úlceras sangrantes con mucha inflamación de la mucosa y rinitis.

Costras, nariz seca, pólipo. Epistaxis.

Anosmia: pérdida del olfato.

Hiperemia.

Cacosmia (percepción de mal olor).

Crisis épica:

Picazón, estornudos en salva.

Alucinación olfativa.

Migrañas breves.

Este conflicto viene asociado a presentimientos y a la intuición.

Estas emociones vivenciadas de manera psicológica están en la base de las personas con gran intuición, esas personas que «conectan con el más allá»: terapeuta, vidente, médium, etc.

Capacidad de acceder a informaciones sutiles: ¡una molécula de vainilla en 1 m³ de aire! Asimismo, es el profeta quien sabe de antemano. ***Hay que anticipar.***

Trastornos del olfato/anosmia

Pérdida del olfato, total o parcial: el 47 por 100 de la población no huele la orina, el 33 por 100 de la población no huele el alcanfor, el 30 por 100 de la población no huele el esperma.

«SOY AGREDIDO POR LA NARIZ. ¡APESTA!».

Ejemplos

Pérdida total del olfato

Hubo una violación en la historia familiar de la señora X: la bisabuela fue violada y la abuela nació fruto de esa violación.

Una noche, la señora X sorprende a su hijo y a tres de sus amigos mientras toqueteaban a una chica en el jardín familiar. Se siente como paralizada. Al día siguiente, sufre una pérdida total de olfato acompañada de una grave rinitis. Su frase: «¡Eso me da asco, apesta!».

Hueles mal, amor mío

Otra mujer tiene un marido al que ama, pero que desprende un olor muy fuerte cuando hacen el amor, eso le molesta y su olfato disminuye.

Con la basura

A los 8 años, desobedece a su madre, que la encierra en un armario de la cocina, cerca de la basura: «¡No es justo, exagera!». Esta situación es vivida en un clima de mucho estrés con mucha rabia, con mucho miedo. Encerrada con la basura. Su vivencia es: «esto apesta», tanto en sentido literal como en sentido figurado: es su conflicto programado de la nariz. Después de esta toma de conciencia en una sesión, ha reencontrado su olfato sutil.

En el inodoro

La señora X está experimentando una recidiva de la pérdida del olfato. Su madre envejece, se traslada a la planta baja, ya no puede subir las escaleras para ir al cuarto de baño que se encuentra en el piso de arriba: instalan un inodoro en su casa. Un día, el SAMU viene a buscar a su madre, que quiere ir al baño antes de irse; la hija se siente avergonzada porque se huele el mal olor de las heces. Durante la sesión, reencuentra el olfato inmediatamente.

¡Huele a quemado!

Desde la infancia, la señora X ha perdido la capacidad de oler el gas y el fuego, y se marea cuando respira el gas de los tubos de escape de los coches. Por el contrario, huele todos los demás olores. Le digo: «No soporta los gases quemados» y rompe a llorar inmediatamente. Revive dos recuerdos olvidados:

A los 13 años, su hermano quema la casa, la rampa de la escalera se funde, mamá se ahoga, tose (y toserá durante mucho tiempo); es ella, una niña, quien tiene que llamar a los bomberos por teléfono y se siente **angustiada**: «No voy a poder llamar a los bomberos, soy demasiado pequeña y estoy angustiada (de manera brutal), por el **peligro maloliente**», es la mancha amarilla de la mucosa nasal la que está involucrada.

A los 14 años, de manera involuntaria, quema la cocina; echa agua sobre la cocina, apagando el fuego, pero el gas se ha quedado abierto: la casa hubiera podido explotar.

Desde entonces, tiene dificultad para asumir responsabilidades, para **llamar por teléfono** para cosas importantes.

Conflicto de diagnóstico

El señor X, de 36 años, nunca ha tenido olfato. Visita a un terapeuta que, con tono grave, como un martillo que da golpes, le dice: «Tu conflicto viene porque, de pequeño, te trasladabas continuamente y tu padre tenía que volver a pintar continuamente; trasladarse te resultaba insoportable, y tu cerebro ha asociado esto a la pintura, a los olores». Desde entonces, se siente mal en cuanto está en contacto con los olores de la pintura (sic).

De hecho, hasta la edad de 5 años, tiene una relación muy buena con su padre. Éste se vuelve severo después de sufrir una electrocución que le provoca quemaduras de tercer grado, después de esto, el padre pasa temporadas en un hospital psiquiátrico.

Sus *shocks* son múltiples: **angustia** frente a su padre (luego, frente al terapeuta). **Esto huele mal.** Vive muy identificado con su padre: «Respiro por sus pulmones».

A los 7 años, viene a casa una niña de acogida: entre ellos se establece una buena relación, nace una profunda amistad; luego ella se va: *shock*, desgarro profundo.

Al acabar la sesión, recobra su olfato parcialmente. Tendrá que volver a educar el cerebro. En la segunda sesión, huele también el perfume. Otros dos conflictos de miedo/peste aparecen: a los 6 años, la operación de amígdalas (olor de éter, de hospital…) y el miedo a ir a la bodega (olor a vino).

Pintura de aerosol

A la señora X le **molesta** el olor a pintura de aerosol. A los 12 años, descubre a sus padres asfixiándose, intoxicados por las emanaciones de una estufa, inodoras, incoloras, silenciosas. Al utilizar un aerosol, revive esa vivencia de peligro.

Alucinaciones olfativas; hiperolfato

El señor X tiene psoriasis de nariz y un hiperolfato. Su abuelo trabajó como tipógrafo y murió, se dice, asfixiado.

Conflicto: se siente separado del olor de su abuelo, que no olió el peligro (las tintas de la imprenta) y murió a causa de ello.

Rinitis

Inflamación aguda o crónica de la mucosa de las fosas nasales.

La vivencia biológica conflictiva

ANTICIPACIÓN NEGATIVA DE LOS PROBLEMAS.
Problema de identidad vivido en el ámbito respiratorio.
Conflicto de tener que detectar la presencia de un peligro no visible en el territorio, a una cierta distancia.
Conflicto de pestilencia.
La muerte está en los alrededores.
Para mí, esto huele mal.
Algo se trama a mis espaldas.
Separación en un gran peligro.

Nariz taponada: «Me siento impotente para eliminar el olor, la presencia del cónyuge, etc., en mi cama, por la noche».

Nariz fría: pavor.

Estornudo: «Un olor, la presencia de una persona, a menudo, cercana y amiga, de una cosa maloliente, invasora me molesta».
Marcaje del territorio aéreo.
«Refunfuño».

Derecha/izquierda:
Una sensación frecuente es que «algo está atascado en mi garganta». La pregunta que hago sistemáticamente es: «¿Tiene ganas de que eso entre o salga?». Algo que quiero tragar o que no quiero tragar; o incluso, algo que quiero decir, escupir, expresar y que no soy capaz de decir; es la goma y el coleccionista.
Quiero tomar el pedazo positivo o quiero evacuar el pedazo negativo.

Ejemplos

Fríos como el invierno
El señor X padece, en el invierno, una rinitis; no soporta ni a su padre ni a su madre, inertes y fríos como el invierno.

Intrusión
La señora X tiene como territorio su cocina. Su esposo entra en la cocina constantemente, pero, no obstante, siempre con buenas intenciones. Sin embargo, ella querría echarlo, y eso desde hace treinta años, sin atreverse a decírselo. Desde hace tres décadas, sufre una **rinitis con estornudos** que, una vez comprendido el conflicto, tardará sólo seis meses en que desaparezca definitivamente.

Una rinitis viscosa
La señora X tiene estornudos todas las mañanas, una rinitis viscosa y flemas en la garganta: hubiera querido decir y se culpa a sí misma de no haberlo dicho (garganta). Su padre pierde la cabeza, y teme por su madre, que es una anciana (rinitis); le gustaría que el padre se fuera de la casa familiar, que se fuera a una residencia, pero en realidad, no lo desea. Los trastornos han desaparecido casi en una sola sesión.

Rinitis calientes y frías
El señor X tiene una rinitis alérgica: una rinitis caliente y fría. Su madre es alcohólica: pasa de ser amable a ser agresiva, *de caliente a frío.*

Secreción nasal transparente
La señora X tiene una secreción seborreica: transpira por las orejas. La nariz tiene una secreción transparente. Quiere mar-

car la distancia con el otro, especialmente con el hombre, porque se siente en peligro, y el olor es demasiado íntimo, como lo es el sonido de la voz; debe conocer a la persona mucho antes de que la deje acercarse: es el conflicto de los búfalos que rechazan al intruso soplando a través de las fosas nasales.

Tiene miedo a lo desconocido, a lo extraño.

Rinitis vasomotora en péndulo

La nariz de la señora X se tapona, a veces una fosa nasal, a veces, la otra; tiene una rinitis vasomotora en péndulo. Cree que **¡oler es vida!** A la muerte de su primo, a los 20 años, sufre un *shock* enorme: «**Nunca volveré a sentir su olor; ya no sirve de nada el olfato**».

Hay que saber que la fosa nasal derecha y la fosa nasal izquierda nunca funcionan al mismo tiempo. Alternativamente, tomamos la información por la fosa nasal derecha y durante las tres horas siguientes, por la fosa nasal izquierda.

He observado que, a veces, **LA FOSA NASAL DERECHA ESTÁ VINCULADA A LA COMPRENSIÓN, EL ANÁLISIS, Y LA IZQUIERDA A LA EMOCIÓN.**

Cuando hay peligro para entender, la señora X tapona la fosa nasal derecha, cuando hay peligro para sentir, tapona la izquierda. Bloqueando el olor por la fosa nasal derecha, bloquea sus emociones: no siente nada, no vive nada. Durante la sesión, la fosa nasal izquierda se destapa.

Poliposis nasal; pérdida del olfato; la nariz siempre taponada: es preciso descodificar cada síntoma (*véanse* capítulos anteriores)

La señora X constata que su olfato vuelve cada día, una hora después de cada descanso (noche, siesta, etc.); para ella, dormir es la felicidad, pasa a curación. Porque todo el día y en todo momento **invaden su casa y no se atreve a echar** a su hija, su vecino, etc.: «Se inmiscuyen en mi vida privada»; ya no aguanta cuando alguien decide por ella; le molestan en su territorio, su espacio vital (los bronquios, pues, están afectados: es asmática).

De niña, todo es difícil: vive entre la angustia y la invasión; entre su padre y su madre reina la falta de armonía; todavía se acuerda del olor de su madre, un olor fuerte y desagradable que le inspira asco, terror, estrés.

Fosa nasal derecha y fosa nasal izquierda

Un paciente viene a causa de una congestión nasal (más bien de la fosa nasal izquierda). Después de una sesión, la nariz se ha descongestionado y esto ha sido una experiencia muy fuerte para él porque había pasado su vida sin poder respirar por ese lado. Tenía problemas que han sido solucionados parcialmente. Tenía ansiedad cada vez que su sobrino era hospitalizado.

La fosa nasal está vinculada a la intuición. Esto puede ser: «No quiero sentir lo que me va a ocurrir». Presiente algo y no quiere presentirlo. Es la descodificación de la fosa nasal derecha.

«Seguir mi intuición es peligroso para mí».

«No quiero sentir el peligro porque es demasiada emoción para mí».

Fosa nasal izquierda: «¿Los demás no deben sentirme (olerme)?».

El lado derecho: «No quiero que entre en mi interior», y taponamos porque no queremos que esto entre».

El lado izquierdo: «No quiero que los demás huelan mis problemas, mis debilidades». A medida que me hablaba de esto con emoción, la fosa nasal se abría y luego se cerraba sin parar.

Resfriado

Inflamación catarral aguda de la mucosa de las fosas nasales.

La vivencia biológica conflictiva

«ALGO ME DESAGRADA MUCHO Y TENGO UNA RELACIÓN TENSA CON ALGUIEN».
SE LE AÑADE UNA NOCIÓN DE INQUIETUD VIVIDA COMO INTRUSIÓN.
Relación vivida como calor y frío (Salomon Sellam).
El resfriado es un edema mucoso: «Quiero estar separado del olor para reencontrar el contacto conmigo mismo».
«Quiero separarme del exterior para recuperarme en paz».
«No quiero que la otra persona sienta que me acerco».
«Para mí, huele mal».

Desencadenado por la exposición al sol: Asunto que apesta en relación con el padre.
Ejemplo: En competencia con el padre.

Costras de la nariz

«Quiero aislarme metiéndome en un caparazón».
(J.-J. Lagardet)

Pólipos

Su función biológica, consiste en aumentar la superficie de intercambio con el mundo exterior para no perder el contacto con lo afectivo (fosa nasal derecha), con el peligro (fosa nasal izquierda). (J.-J. Lagardet)

La vivencia biológica conflictiva

«QUIERO AUMENTAR Y CONSERVAR EL CONTACTO INTUITIVO CON UN SER QUE YA NO HABLA (FALLECIDO, AUSENTE, ETC.)».
Esto se acompaña de una disminución del olfato cuando se añade el conflicto de pestilencia: «¡No es posible oler tan mal!».

Ejemplo

El hijo de un pastor huele muy mal y, en la escuela, se siente avergonzado, desearía que los demás no pudieran percibir su olor. Desarrolla un gran pólipo.

Epistaxis

Es como una válvula que sirve para evitar una sobrepresión intracraneal.

La vivencia biológica conflictiva

Miedo a la muerte (ejemplo: degollar a un animal); el hecho de ver derramarse su propia sangre roja por la nariz tranquiliza: «¡Estoy vivo! Quiero asegurarme. Rechazo la muerte».
A menudo, es un conflicto autoprogramado: miedo a no curarse.
Angustia, inquietud.
Miedo en relación con la sangre.

Senos paranasales

Anatomía y fisiología

Los senos paranasales de la cara son siete cavidades cinceladas en el hueso. Los tres primeros forman tres pares:
— Los senos **maxilares** se encuentran en los pómulos, debajo de los ojos. Su inflamación aguda causa dolores de cabeza, pero también dolores dentales unilaterales que pueden provocar un dolor muy fuerte en los dientes.
— Los senos **frontales** están situados en la frente. Su inflamación provoca violentos dolores de cabeza, situán-

dose el punto álgido de la crisis a última hora de la mañana, alrededor de la hora de la comida.

— Los senos **etmoidales,** localizados a cada lado de los ojos, a la altura de la raíz de la nariz.

— El seno **esfenoidal,** cuarto seno, se distingue por el hecho de que es único y mediano, profundo, bajo la base del cráneo.

Los senos paranasales sirven para aligerar la cabeza. De hecho, una cabeza que tuviera el mismo volumen, hecha de hueso compacto, sería imposible de sostener por la musculatura del raquis cervical. Los senos son pequeñas cavidades de aire que comunican con la cavidad nasal por orificios finos u *ostiums.* Para que estas cavidades no se utilicen como cubo de basura para todas las impurezas que atraviesan las fosas nasales, existe una fina película mucosa rechazada por los cilios de las células que recubren las paredes de los senos y que forman una verdadera cinta de correr. Inmediatamente comprendemos el papel perjudicial de las infecciones recurrentes que, a la larga, van a destruir ese movimiento ciliar, favoreciendo el estancamiento de secreciones purulentas y la perpetuación de la infección y dando paso a la cronicidad. Esquemáticamente, todos los orificios u *ostiums* se reúnen en el mismo lugar de las fosas nasales bajo el cornete medio.

La vivencia biológica conflictiva

A. «TENGO MIEDO DE LO QUE SE INSINÚA».
Mal presentimiento.
Conflicto de pestilencia más importante que para la nariz.

«El asunto huele mal», en sentido real y simbólico.

Miedo frontal (mientras que el miedo por detrás afecta a la retina).

Conflicto de miedo frontal y olfativo.

Miedo a una amenaza vaga, disimulada, latente: «¡Huele mal!», sin comprenderlo del todo ni preverlo.

Miedo-aprensión por alguien que está a tu lado.

Miedo a sentir dolor, a futuros problemas, etc.

«Ya no lo aguanto más».[11]

Ejemplo: «Mi suegra hace alusiones a nuestra pareja, estoy hasta las narices».

«Me huele mal este asunto».

«No es sano».

«La otra persona quiere tener influencia sobre mí».

Conflicto de haber arruinado su vida.

«Apesta, así pues, me tapo la nariz».

He asistido a algo repugnante, asqueroso, por lo tanto, me protejo, no quiero sentir nunca más ese olor.

B. Hay que adaptarse a una nueva presión.

Presión en el interior de los huesos de los senos paranasales: no son lo bastante grandes para contener todas las informaciones que llegan.

C. Conflicto de dirección, de puntos de referencia. Dificultad de orientación, problemática en el nido: las palomas.

---

11. En francés, «Ya no lo aguanto más» se traduce *«Je ne peux plus le sentir»*, literalmente, «Ya no puedo olerlo». *(N. de la T.)*

Edemas: llorar sin lágrimas, «Lloro por dentro».

Senos frontales

«Miedo a un peligro del que no soy capaz de protegerme con la mirada». Los senos paranasales frontales están vinculados al pensamiento, a los conceptos, a lo espiritual, al espacio, a lo intelectual.

El conflicto está en el proyecto: me huelo que esto no va a ir bien.

A un nivel más alto, hay como una respiración nasal biológica (en relación con el hipotálamo): «¿Funcionará mi pronóstico? Tengo miedo de que no funcione».

Espada de Damocles.

Personas que tienen problemas existenciales.

Senos maxilares

Estos senos paranasales están sobre todo en relación con el contacto, con lo afectivo, tocar con los pies en la tierra, material, maternal.

Peligro al lado, miedo por alguien cercano.

Angustia de perder el tiempo, el futuro.

Conflicto de pestilencia en un contexto en el que querría agredir o, por lo menos, disuadir.

Tener a alguien atravesado.

A la derecha: para obtener algo.

A la izquierda: para desembarazarse de algo.

Senos etmoidales

El peligro está más arriba, más íntimo, más cerca, profundo.

Seno esfenoidal

Peligro detrás, en el centro, imposible de precisar.

Conflicto de pestilencia, de peligro que presiento en un contexto de miedo anticipativo, donde tengo la certeza de no estar a la altura.

Sinusitis

Nos sentimos pegados a..., sin marcha atrás.

Hacer una montaña de un grano de arena. Exagerar.

Las mujeres y los hombres que hayan sufrido este conflicto (con síntomas orgánicos o sin ellos) necesitan protegerse de un problema que no existe, pero que podría existir en el futuro. En una palabra: «Me protejo del problema virtual que me he inventado yo mismo».

Antes de nada, proyectan lo peor en el futuro, por pura imaginación, después se preparan ante ello con toda una organización, una tensión, un estrés. Igual que en el conflicto precedente (nariz), encontramos aquí personalidades intuitivas que presentan, a menudo, los acontecimientos de una manera acertada (intuitiva, visionaria) o falsa (ansiedad, fobia, etc.).

Recurso terapéutico: dar marcha atrás frente a lo virtual y reconectar con lo real.

Ejemplos

Sinusitis alérgica

La señora X, 40 años, tiene una **sinusitis alérgica** desde los 9 años. Por otro lado, tiene problemas con la jerarquía, siente rabia. A los 9 años, cambia de colegio, se va a vivir a casa de una tía autoritaria, estricta. Es separada de sus padres, aislada, abandonada (es hija única): desarrolla un herpes zóster (dejada de lado).

Es la apestada, la excluida y, sobre todo, a causa del herpes zóster, siente **la angustia** de perder un ojo: principio de la sinusitis que vuelve cada invierno.

Venecia

La señora X tiene sinusitis con mucha mucosidad en la nariz. Esto comienza a su regreso de Venecia, adonde fue sola y donde olvidó todos sus problemas: está, pues, en curación. Once meses antes, tuvo un *shock:* «**Temo** el juicio por mi yerno, extranjero, él no puede volver a Francia a ver a su mujer, mi hija». Conflicto resuelto, ha tomado distancia.

Un mes después de la sesión, la sinusitis vuelve, además, tiene la voz «tomada»: diez días antes, tuvo mucho miedo porque su hijo tuvo un accidente de coche, accidente que ella presintió: «No le expliqué mi presentimiento: hubiera debido hacerlo». De esta manera, vive un conflicto de miedo y un conflicto concerniente a una palabra, a un mensaje no pasado. «Temo su llegada porque me siento culpable».

Se encuentra, pues, en fase de reparación de un conflicto de hace un año y en conflicto activo con su hijo.

Patologías de los huesos propios de la nariz: desviación del tabique nasal

La vivencia biológica conflictiva

Conflicto de desvalorización en el marcaje del territorio.
Uno no puede, o no sabe *oler* que la agresión se acerca a su territorio.
La nariz está desviada hacia la derecha: búsqueda de afecto.
Hacia la izquierda: nos protegemos del peligro, desconfianza.

«Mi vida está mal compartimentada. Mezclo el terreno laboral con el afectivo. Por ejemplo, quiero que en el trabajo todo el mundo me quiera, o estudio a mis hijos, la vida de mi mujer, para hacer de ello un trabajo, etc.».

❏ ❏ ❏

LA BOCA

Anatomía y fisiología

La cavidad bucal tiene cinco funciones:

Mecánica

Trituración por la masticación dental, humidificación por la saliva, transporte durante la deglución. El bolo alimenticio, por la acción de la lengua y de los músculos de la faringe, es dirigido al esófago.

Química

Es el principio de la transformación de los azúcares por una enzima salival: la amilasa salival.

Las *glándulas salivales* se anexan a la cavidad bucal. Su conducto excretor, abriéndose a nivel de la superficie inferior de la boca y al nivel de los primeros molares superiores, permite el flujo de la *saliva* en la boca. Las enzimas presentes en la saliva permiten una *predigestión* de los alimentos que si *se mastica* más prolongadamente se acentúa.

Respiratoria

La cavidad bucal permite, asimismo, el paso del aire.

Fonatoria

La posición, los movimientos y las contracciones de la lengua intervienen en la emisión de sonidos.

Gustativa

La lengua es el órgano gustativo, siendo las papilas linguales los receptores.

La boca puede ser el foco de fenómenos inflamatorios (estomatitis), acompañándose de lesiones ulceradas y dolorosas (aftas), infecciosas (gingivitis, absceso), incluso tumorales que afecten la lengua, las encías y las glándulas salivales.

La faringe es la intersección donde se cruzan las vías aéreas y digestivas.
Mide alrededor de quince centímetros.
Consta de tres partes:
— Una parte superior que comunica con las fosas nasales: la nasofaringe.
— Una parte intermedia (bucal): la orofaringe.
— Una parte inferior: la hipofaringe.

Los músculos son de dos tipos (elevadores y constrictores) e intervienen en la deglución.

AMÍGDALAS

Órgano afectado

Las amígdalas son formaciones linfoides faríngeas (en latín «ton-silla» = almendra) y las más importantes son las amígdalas pa-latinas; las otras amígdalas son las faríngeas, las tubáricas, las linguales y las velopalatinas.

La vivencia biológica conflictiva

La tonalidad central es *arcaica*.

CONFLICTO DE NO PODER INGERIR O ESCU-PIR EL PEDAZO.
Miedo a no tener el pedazo entero.
«Por supuesto, acabaré atrapando el pedazo, pero to-davía se me puede escapar». Ejemplo: Tiempo libre, co-che, buenas notas…
«Estoy casi seguro de ingerir el pedazo».
«Quiero atraparlo, pero no puedo».
Angustia por no poder atrapar la leche, la madre, la segu-ridad. «Mi madre, su pezón, se me escapan; ya no puedo atrapar a mi madre».
Cuando la leche está en la boca, el niño se siente **seguro, existe;** las amígdalas están constituidas de tejido linfoide, de modo que la tonalidad conflictiva, como la de todas las células del sistema linfático, es: desvalorización + angustia.

Preconflicto: Relación de fusión oral.

«¿Cuál es el **JURAMENTO** que me aprisiona?».

Parte derecha: atrapar.
Parte izquierda: escupir.
Al contrario para las personas zurdas.

Etimología

La etimología de angina es «*angina*», de «*angere*», presión en la garganta; la de angustia es «*angustia*» (en sentido literal = presión y, en sentido figurado, «molestia»). Por otra parte, el término «*angor*» (sinónimo de angina de pecho) está comprobado que hasta el siglo XIII quería decir «angustia». A nivel semántico, giramos en torno a la misma idea: presionar.

De ahí esta descodificación posible de juramento.

Punto pedagógico: Reclusión en relación a un juramento

He observado en numerosas ocasiones que, detrás de la vivencia de «presión», se encontraba un juramento: boda, esponsales, compromiso moral, un pacto pasado con una persona del pasado (por el sujeto o uno de sus ancestros), y de manera oficial, oficiosa, afectiva o, en algunos casos, incluso de manera simbólica; en todos los casos, un juramento al que el sujeto está unido a pesar de él, en su detrimento, y en nombre de valores supremos tales como la ley, la fe, la palabra dada, por ejemplo.

Síntomas

Desarrollo excesivo de las amígdalas.
    Amigdalitis purulenta.
    Absceso en las amígdalas provocado por hongos.
    Flemón.
    Anginas (cerca de doce horas después de la resolución del conflicto).

Ejemplos

¡Ver el círculo polar y curarse!
La señora X se interesa desde hace años por los lapones. A los 20 años, se va con su nuevo novio a Finlandia. A cien kilómetros del círculo polar, le pregunta si tiene ganas de ir a ver el círculo. «¿Para qué? –responde él–, el paisaje será el mismo. Ya hemos hecho 4.000 kilómetros, para mí es suficiente». No dice nada, sufre en silencio, desconcertada ya que estaba segura de atrapar el pedazo, es decir, de ver el círculo polar. Tres días después expresa sus quejas y su deseo de ver el círculo polar. Dándose cuenta de la importancia que tiene para ella subir más al norte, su novio acepta. Al día siguiente, la señora X tiene una enorme angina febril con puntos blancos.

Para tu cumpleaños
La señora X tiene un salario bajo y varios hijos. Trabaja horas extraordinarias, sin estar segura de conseguir la suma deseada, para comprar un regalito para cada uno de sus hijos el día de su cumpleaños. Sabe que «atrapará el pedazo», pero «¿lo tragará completamente?». En cada cumpleaños le aparecía un

flemón en las amígdalas. Estaba muy nerviosa en los períodos en los que trabajaba más para conseguir el dinero deseado.

Hipertrofia amigdalar sin fiebre

La señora X tiene una hipertrofia amigdalar sin fiebre: es la fase activa de un conflicto. Un hombre casado, mayor que ella, «le echa los tejos», se siente halagada, valorada. Le gustaría comerse ese *bombón* que para ella tiene el mismo significado que el placer que siente al salir con ese hombre, pero tiene valores cristianos muy profundos. Está en una doble contradicción: quiere tragar el bombón, pero al mismo tiempo, es lo prohibido. Cuando decide renunciar, observa la desaparición de la hipertrofia.

«No veo el final»

La señora X no tiene ganas de tejer un suéter para su nuera, pero se siente obligada: «¿Lo acabaré? No veo el final». La misma tarde que lo ha acabado, empieza a tener un dolor de garganta que le durará tres días. Tenía problemas para escupir el pedazo atascado en el lado izquierdo de la garganta, es decir, acabar el suéter. Por otro lado, ya no desea *comprometerse* para un evento de moda, pero se siente obligada de hacerlo, se siente culpable si no va; *va* de mala gana. Por la noche, cuando vuelve a casa, tiene un calambre importante en la pantorrilla: en este caso, se trata de un conflicto motor.

Toca el timbre antes de entrar en mi casa

La garganta de la señora X «le pica» a la derecha, tiene dificultades para tragar, tiene mucha fiebre, se queda en cama tres días. Tose, tiene una secreción nasal transparente. Una semana antes, el viernes, le pide a su madre que llame a la puerta antes de entrar en su casa porque, hasta entonces, su madre entraba sin llamar ni prevenir. La paciente está preocupada: ¿cómo reaccionará su madre? De hecho, lo toma bien: viene y llama al timbre. Se institucionaliza que la madre siempre debe llamar al timbre; de esta manera, la señora X entra en curación. «He atrapado mi pedazo de respeto que tanto deseaba».

Vegetaciones

Órganos afectados

Nasofaringe. Vegetaciones. Cavum.

La vivencia biológica conflictiva

La tonalidad central es *arcaica*.

QUEREMOS POSEER ALGO, PERO NO PODEMOS. «QUIERO ATRAPAR EL OLOR DE MI MADRE», PORQUE MIENTRAS EL BEBÉ MAMA, HUELE EL OLOR DE SU MADRE.

La vivencia es similar a la de las amígdalas, pero no se desarrolla en el ámbito digestivo, sino en la sensibilidad olfativa y respiratoria.

Los niños se comunican con su madre a través del olor. En los valores arcaicos, el olor es un guía potente. «Quiero pasar por la nariz, por el olor, para reencontrar a mi madre, para tocarla».

«No consigo atrapar el olor de mi madre, del pecho, que significa **seguridad y valorización** (tejido linfoide)». (*Véase* «Amígdalas»).

Este conflicto se da en el niño, en ocasiones en el adolescente o el joven que viene del campo (vivencia arcaica).

Conflictos cercanos a la vivencia:
Pedazo que hay que tragar, oler, probar, saborear o escupir: faringe, parótidas, sublinguales, oído medio, vegetaciones adenoides.

Ejemplos

«No consigo acercarme a mi novia, que se ha mudado».

Un hombre que vive muy modestamente con su familia tiene dificultades económicas. Artesano, necesita alrededor de 3.000 euros para cambiar una máquina. Ahora bien, su padre le da dinero a su hermano y a él nada. Su *shock:* hubiera tenido tanta necesidad de ese dinero; ha esperado, pero nada, y nada llegó. Desarrolla un cáncer de nasofaringe.

Síntomas

Vegetaciones adenoides hipertróficas.
Pólipo nasal faríngeo.
Ronquidos.
Halitosis.

Cambios de humor – trastornos del comportamiento y del humor: damos una importancia desproporcionada a las bagatelas, un detalle es amplificado y crea desesperación.

PALADAR

Anatomía

El paladar es la parte superior de la cavidad bucal. Consta de dos partes:
— el paladar duro óseo, en los dos tercios anteriores,
*— el paladar blando posterior, que consta de una aponeurosis y de músculos. En su extremo posterior, cuelga la **campanilla** (úvula). Es móvil gracias a los músculos, especialmente al deglutir para proteger las coanas nasales posteriores.*

La vivencia biológica conflictiva

Paladar mucoso:
«Estoy en contacto con el pedazo pero sin poseerlo»; conflicto de **separación.**
Conflicto del pedazo que creíamos haber atrapado y que se nos escapa.

Paladar óseo:
No tener la capacidad de atrapar el pedazo; conflicto de **desvalorización.**

Paladar hendido:
No tener la capacidad de tomar el pedazo porque es demasiado grande.

Velo del paladar:
Permite tragar. La separación entre orofaringe y rinofaringe impide que los alimentos remonten.
«No puedo levantarme».

Ronquidos
—En la **espiración:**
Quiero alejar: «Dejadme tranquilo».
«Quiero alejar el peligro».
Conflicto de no poder atrapar el pedazo con la nariz (sexualidad, caricias, besos, ternura).
Conflicto de no tener intimidad olfativa con el ser amado.

—En la **inspiración:**
Quiero llamar: «Quiero retener a mis padres, mi pareja, mi hermana, etc.».
«Pido auxilio».

Ejemplo

El señor X creyó que había ganado a la lotería. Se equivocó de números y no se ha podido llevar el premio. Este premio era casi un pedazo que el paciente se había llevado ya a la boca, pero no podía tragarlo. Desarrolla un tumor en el paladar.

Testimonio de J.-P. Dumoulin, terapeuta

¡La campanilla, qué órgano!
«Como veremos más adelante, la anatomía y fisiología de la campanilla permiten la expresión de una vivencia compleja.

»Un paciente se queja de pérdida de voz y de una campanilla diagnosticada como inflamatoria y fofa. El síntoma es que se queda pegada en la parte inferior de la garganta.

»En la primera sesión, pienso en la incapacidad para escuchar su identidad (faringe) y en los dibujos mangas (cómic japonés) que, a veces, muestran bocas enormes gritando, en cuyo fondo vemos surgir una campanilla.

»Estamos trabajando esta rabia y su identidad vocal, su expresión. La voz empieza a volver, pero la campanilla continúa pegada.

»Antes de empezar la segunda sesión, estudio la anatomía y la fisiología de la campanilla. Es un órgano que se encuentra en el extremo posterior del velo del paladar. Está formada por mucosa y músculos. Su función es la de proteger, la de separar las vías respiratorias superiores del tracto digestivo durante la deglución. Tiene funciones durante la fonación para la G (guitarra), la Kh (jota española), K (Carolina), cerrando las vías respiratorias superiores.

»Desde el principio de la segunda sesión, la voz es normal y la inflamación ha desaparecido. Los síntomas que persisten son el reblandecimiento del músculo y la campanilla que se adhiere a la deglución de la saliva.

»Así que pongo el portal de entrada a la biología gracias a la fisiología y a la anatomía:

Aparato: digestivo / respiratorio

Músculo ablandado	impotencia
Vías respiratorias	espacio, libertad
Superiores	superior
Deglución	tragar
Saliva	incorporar
Inflamación	rabia
Fonación	expresión

»Escribo cada palabra de la columna de la derecha en un trozo de papel y dejo al paciente que haga una frase con esas palabras. Le explico que puede añadir otras palabras o, por el contrario, eliminarlas, coordinarlas, transformarlas en una frase que coincida con sus sentimientos.

»¡Bingo!

»Después de varios intentos para aclarar sus sentimientos con las palabras sugeridas, dice: "He tenido problemas para anotar de manera clara mis límites: ser yo mismo o ser incorporado".

»La frase final que expresa perfectamente su vivencia es: "A veces, tengo problemas para expresar libremente mi manera de ser, especialmente frente a un sistema establecido".

Y yo tengo que seguir y encadenar: "¿Cuándo dice eso, que siente en su cuerpo? ¿Es cuando… (momento preciso)?".

»Este ejemplo muestra perfectamente:
»— la utilidad de conocer la anatomía y la fisiología,
»— la eficacia del portal,
»— que dejar al paciente creer su frase él mismo es pertinente (¡y relajante!)».

196

Afta

Mucosa.

La vivencia biológica conflictiva

«VILLANÍA, INSULTO, GROSERÍAS A LAS QUE NO RESPONDÍ O NO PUDE RESPONDER».
Pequeños conflictos de «suciedad», de villanía, vividos en un *impasse* de donde no podemos salir.
Conflicto de la palabra que no decimos y que se vuelve contra nosotros mismos.
Conflicto de no poder contestar aunque tengamos ganas, de querer decir algo pero de abstenerse de hacerlo.
«Palabras crueles, insultantes; me han herido pero no he contestado».
Localización: más cerca de los labios; la palabra casi ha salido, pero no lo bastante.
No ser capaz de pronunciar algunas palabras.

Mancha en la boca; «Lo que he dicho, o no he dicho, me quema la boca».
No querer tocar el sexo con la boca.
Conflicto de no poder ser escuchado.
En el niño, «Quiero atrapar o eliminar el pedazo».

Ejemplos

Un soldado es agredido por las palabras del sargento. No tiene derecho a responder.

Una mujer escucha a su futuro suegro decirle a su futuro marido: «¡Pero mira que es fea tu novia!...». Y su futuro marido no dice nada.

□ □ □

Dientes

Las almenas del cuerpo.

El diente se divide en dos partes (independientemente del tipo de diente: incisivos, caninos, premolares, molares):

— una corona por encima de la encía,
— una raíz que se aloja en la encía, en una cavidad del hueso maxilar superior o inferior.

Estas dos partes están separadas por el cuello del diente.

El diente está formado por cuatro tipos de tejido:

— **La pulpa dental** ocupa las cavidades de la corona y de la raíz (o raíces); se compone de tejido conjuntivo laxo, rico en vasos sanguíneos y fibras nerviosas sensoriales; está limitada en la periferia por una capa de células de origen mesenquimal, los odontoblastos, que secretan marfil durante toda la vida. La parte más profunda de la pulpa dental continúa por el canal radicular.
— **El marfil o dentina** es el tejido más grueso del diente y rodea la pulpa dental de la corona y de la raíz (o raíces); no muy diferente de los huesos, es más duro porque es más rico en sales de calcio, fundamentalmente en forma de cristales de hidroxiapatita (cerca del 70 por 100 de sales de calcio y 30 por 100 de compuestos orgánicos).

— **El esmalte** cubre el marfil al nivel de la corona. Es la sustancia más dura del organismo con un 97 por 100 de sales de calcio en forma de barras hexagonales o prismas de esmalte y solamente el 3 por 100 de materia orgánica.

— **El cemento** cubre el marfil de la raíz; está cerca del tejido óseo con cementocitos, fibras de colágeno y sustancia esencial calcificada.

— Alrededor del cemento, **el ligamento** alveolodental o periodontal, tejido conjuntivo fibroso denso, proporciona la fijación sólida del diente en las paredes del alvéolo óseo; es una diferenciación del periostio del hueso alveolar.

La vivencia biológica conflictiva

Esmalte
Mancha, caries: «Puedo morder, pero no tengo derecho a hacerlo. **No tengo permiso para ser agresivo, para morder**».

Hueso: dentina
Desvalorización: no soy capaz de morder.
Damos papilla a los perros, y no les damos huesos: «¿Para qué les sirve tener dientes?».

Pulpa
«No tengo derecho a alimentar la agresividad». Óseo y digestivo. «No quiero alimentar el combate».

Ligamentos dentales
Dientes que se mueven.

«Haga lo que haga, no consigo ser agresivo, morder o hablar de forma útil».

Cuello del diente
«Debo esconder mi agresividad».
«No consigo apegarme a mi agresividad».

Absceso en la base del diente, descalcificación de la mandíbula, lo que puede provocar una pérdida del diente
Sentido biológico: queremos volvernos desdentados.
«He mordido, y me reprocho de haber sido mordedor, así pues, para que no pueda ser agresivo, debo tirar mis armas, mis dientes».

Encías
«Mi palabra no es importante», gran desvalorización.
Su padre le dice a una mujer joven: «Lo siento, no te he escuchado, he cometido un error»; brusca resolución de un viejo conflicto, ella empieza a sangrar abundantemente.

Lengua

En la superficie de la lengua se encuentran numerosas papilas pequeñas. Hay papilas táctiles y papilas gustativas. Estas últimas encierran los receptores del gusto en relación con el nervio gustativo. Dos mil papilas gustativas se distribuyen entre la lengua, el paladar y la garganta. Por consiguiente, el sentido del gusto está en la entrada del tubo digestivo. Debe controlar los alimentos ingeridos. Se complementa con el olfato.

Se detectan cuatro tipos de sabores: dulce, salado, ácido y amargo.

La lengua detecta los sabores disueltos y solubles en la saliva, que entran en los receptores y estimulan este tipo de nervios: dulce, salado, etc.

Los sabores harinosos son sensaciones táctiles. Los sabores frescos, calientes son sensaciones térmicas.

El sabor crea un reflejo de secreción de la saliva y de los jugos gástricos.

El nervio gustativo transmite la información al bulbo raquídeo, después al hipotálamo, luego al córtex parietal.

La asociación de diferentes tipos de sabores da la paleta de sabores, del mismo modo que existe la paleta de colores.

En la lengua, hay alrededor de 900 papilas gustativas, número que va disminuyendo con la edad, que contienen los «receptores del gusto», que se renuevan casi cada ocho días. El tiempo de percepción de los sabores es más o menos largo: la percepción del sabor dulce es inmediata, mientras que la del sabor amargo conlleva de cinco a siete segundos, por ejemplo.

De hecho, la participación de la nariz para sentir los sabores es mil veces más importante que la de la lengua; efectivamente, los alimentos, en la boca, tienen su olor que va a la nariz, haciéndonos creer que es la lengua la que analiza el sabor.

Los diferentes gustos

Dulce = 1.er sabor de la vida: mamá es todo «azúcar», dulzura.
La vida tiene que tener sabor dulce, para que tengamos ganas de continuar. Pero demasiado azúcar, lo estropea…

Salado = 2.º sabor de la vida: necesidad de papá; mamá tiene que traer a papá en la relación con el hijo. Sal – Padre – Salario. Realzar el plato, la salsa. El padre educa, hace educar al niño.

Ácido = 3.ᵉʳ sabor de la vida: queremos comprender, desmenuzar la envoltura de las cosas para llegar a su interior y analizarlo – Estudios – Búsqueda...

Amargo = 4.º sabor de la vida: la vida es amarga, madurez de la experiencia. Duodeno y bilis: la bilis es amarga. Amargo: lo amargo mata al yo (a lo mío). Lo amargo destruye el ácido – Ácido + base = reencontramos la sal + el agua => el padre y la madre.

Los chinos añaden este sabor: **picante,** agrio.

Algunos detalles acerca del sabor o gusto

Dicen que el gusto llega a los bebés cuando están todavía en el vientre de su madre. El gusto se desarrollará después mucho más rápidamente si el bebé es amamantado (la leche, a veces, toma el sabor de los alimentos consumidos por la madre). Además, el placer del gusto, entonces, se mezcla con el placer corporal.

Ingerir azúcar procura placer: esto se debe a que corrige la hipoglucemia y que reconforta fisiológicamente y que se percibe de forma inmediata. Luego, el sujeto asocia, memoriza azúcar y placer.

Como el líquido amniótico es dulce, sólo el sabor del azúcar es innato y reconocido por el bebé la primera vez. Propón diferentes sabores al lactante como, por ejemplo, salado, dulce, amargo y ácido: el sabor dulce será el único que el bebé recibirá sin pestañear. Por lo tanto, los demás sabores deben enseñarse lo antes posible para que el niño los desarrolle.

Los sabores difieren de un país a otro. No comemos lo mismo en todos los rincones del planeta. Asociamos los italianos a la pasta, los chinos al arroz, los alemanes a las salchichas, los franceses a la *baguette* y al vino tinto, los quebequenses al arce, etc.

En la percepción de los alimentos, intervienen otros sentidos aparte del gusto: la textura, la temperatura, el picante de la pimienta o de las especias... y el olfato.

El sentido del gusto y del olfato están muy relacionados. Si no podemos oler, no podemos sentir el sabor de los alimentos. Cuando tienes un resfriado y estás congestionado, los alimentos tienen menos sabor. Algunas personas que no tienen sentido del olfato, desafortunadamente, no pueden sentir el gusto de los alimentos.

Expresiones que tienen gusto

Hacer ascos a algo, tener sentido de la belleza, el boca a boca, tener buen gusto, quedarse boquiabierto, tener el agua al cuello, tener una palabra en la punta de la lengua, darse por vencido...[12]

---

12. En el original francés, y en el mismo orden: «Faire la fine bouche», «avoir le goût du beau», «faire du bouche à oreille», «avoir le bon goût», «être bouche bée», «avoir l'eau à la bouche», «avoir un mot sur le bout de la langue», «donner sa langue au chat»... *(N. de la T.)*

Ageusia

La vivencia biológica conflictiva

La vida ya no tiene sabor, gusto. Pérdida del gusto a la sal, por ejemplo, o pérdida total del gusto.
Forma de depresión.
Cuando la falta de gusto concierne a la sal, hay que buscar un conflicto con el padre.

Manchas en la lengua

Lengua geográfica: manchas que dibujan como un mapa en la lengua.

«Lo que quisiera decir, no lo digo».
«Lo que digo, no es lo que tengo ganas de decir».

Ejemplo

Un joven budista, en lugar de recitar mantras, tiene que dedicarse a la publicidad para ganarse la vida.

Frenillo de la lengua

Nódulos, fisuras.

> Desvalorización en cuanto al empleo de la lengua (sacar la lengua, juegos sexuales…).
> «¡Muérdete la lengua, no la saques!, etc.».

Ejemplo

Una madre decía a su hija: «No está bien sacar la lengua». Y cuando la madre deja definitivamente de decírselo, la hija desarrolla un nódulo de reparación en el frenillo de la lengua.

CONCLUSIÓN

Para aquel que sepa descodificar, cada órgano enfermo habla de forma muy precisa de aquél a quien pertenece.

Cuando el paciente tiene una patología se convierte, sin saberlo, en psico-bio-terapeuta, pues he aquí lo que nos enseña el diccionario:

La palabra *patología* quiere decir «estudio de las pasiones». La patología es «el estudio de las afecciones mórbidas»; la palabra *pathos* significa «emoción», «lo que sufrimos», es decir, lo que viene a alterar el estado normal de un ser.

«La desventura, la iniciación o bien la pasión (placer, pena, cólera, amor…) concebida como una situación que nos somete es patética, lo que crea la emoción. Este término, a veces, es el opuesto a *ergon*: el acto».

La enfermedad, ese divorcio de uno mismo, *es* un mensaje para ti. En primer lugar, la enfermedad te dice:

—¡Tu cuerpo te pertenece!

—¡Eres único!

—¡Tienes emociones inconscientes!

—¡Tu enfermedad te está hablando! ¡Quiere hacerte crecer en tu propia consciencia! Entonces…

... Escucha a tu enfermedad,
¡te escucharás a ti mismo!
Acoge a tu enfermedad,
¡te acogerás a ti mismo!

De esta manera, cuando te escuches,
cuando te acojas,
¡cambiarás!
Y convirtiéndote en ti mismo,
la enfermedad desaparecerá.

Y ante ti
aparecerá, finalmente,
tu camino...

AGRADECIMIENTOS

Jean-Jacques Lagardet,
Jacques Aime,
Pierre-Olivier Gely,
Elisa Rucci,
Patrick Chevalier,
Jean-Philippe Dumoulin,
Jean-Guillaume Salles,
Salomon Sellam,
Anette Rosenfeld,
así como a todos los autores de la revista *Causes et Sens.*

PUNTOS PEDAGÓGICOS

ÍNDICE ANALÍTICO

ÍNDICE

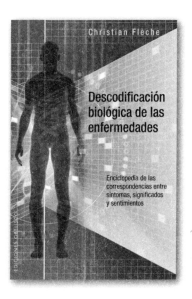

Christian Flèche

Descodificación biológica de las enfermedades

Enciclopedia de las correspondencias entre síntomas, significados y sentimientos

Nuestro cuerpo posee todo en sí mismo: el origen, el sentido, el mantenimiento y la prevención de las enfermedades; es decir, guarda en sí todas las preguntas y todas las respuestas.

Christian Flèche afirma que el síntoma es la reacción de la adaptación a un acontecimiento no acabado, detenido en el tiempo, y que de enemigo puede convertirse en un valioso aliado. Puesto que un síntoma indica de manera precisa el origen de la enfermedad, actúa sobre la raíz misma.

Funcional, exhaustiva y clara, esta enciclopedia guiará a profesionales de la salud, terapeutas, investigadores y a toda persona dispuesta a asumir la responsabilidad de su propia salud, a descodificar cada síntoma, a liberar su sentido, y, por ende, a comprender mejor los mecanismos de la salud y a tratar las causas de la enfermedad, no sólo sus efectos.